LES UNIVERSITÉS

DES

ÉTATS-UNIS ET DU CANADA

DU MÊME :

De l'hygroma thyroïdien ou kyste de Boyer. (LA CLINIQUE, 1889.)

De la résection des côtes dans la pleurésie purulente et la carie costale. (JOURNAL DE MÉDECINE, DE CHIRURGIE ET DE PHARMACOLOGIE DE BRUXELLES, pp. 441-473, 1889.)

Du traitement chirurgical du varicocèle. En collaboration avec M. le Dr A. BUISSERET. (JOURNAL DE MÉD., DE CHIR. ET DE PHARM. DE BRUXELLES, no 20, 1889, p. 617.)

Prof. ALBERT, *Manuel de diagnostic des maladies chirurgicales.* Traduction par M. le prof. THIRIAR et le Dr LAURENT, pp. 370. Bruxelles, 1890.

Traitement des tuberculoses articulaire et osseuse. Mémoire couronné par la Société de médecine de Gand, 1890.

De l'exagération des réflexes à la suite des opérations intra-nasales. Comm. à la Soc. des otol. et laryng. belges (ANN. DES MAL. DE L'OREILLE ET DU LARYNX, juillet 1890, no 7, p. 437.)

Prof. E. OWEN, *Traité pratique de chirurgie infantile.* Traduit et considérablement augmenté par le Dr LAURENT, p. 703. Paris, 1891.

Tumeurs fibreuses pré-épiglottiques. Comm. à la Soc. des otol. et laryng. belges. (ANN. DES MAL. DE L'OREILLE ET DU LARYNX, sept. 1891 no 9, p. 600.)

A propos d'un cas de fracture de l'olécrâne guéri par la suture osseuse. En collaboration avec le Dr A. BUISSERET. (LE SCALPEL, no 10. 1891.)

De l'intervention chirurgicale dans les lésions du cerveau. Mémoire couronné par la Société des sciences médicales et naturelles de Bruxelles (Prix Seutin, 1890-91). Bruxelles, 1892.

La trépano-ponction de l'antre pétreux chez l'enfant. Comm. à la Soc. des otol. et laryng. belges. (ANN. DES MAL. DE L'OREILLE ET DU LARYNX, juillet 1892, no 7, p. 554.)

Les localisations cérébrales et la topographie cranio-encéphalique. En collaboration avec M. le prof. WARNOTS. (JOURN. DE MÉD. DE CHIR. ET DE PHARM. *Annales.* fasc IV, 1892).

La microbiologie de l'ozène. (Comm. à la Soc. des otol. et laryng. belges, 4 juin 1893.)

Recherches sur la greffe osseuse. Thèse de Bruxelles, 1893.

EN PRÉPARATION :

Prof. VON KAHLDEN. *Manuel de technique microscopique appliquée à l'anatomie pathologique et à la bactériologie.* Traduit et annoté par le Dr LAURENT.

Bruxelles. — Imp. Scientifique BULENS.

LES
UNIVERSITÉS

DES

ÉTATS-UNIS ET DU CANADA

ET SPÉCIALEMENT

LEURS INSTITUTIONS MÉDICALES

PAR

le Dr O. LAURENT

AGRÉGÉ SUPPLÉANT A L'UNIVERSITÉ DE BRUXELLES

22 FIGURES ET PLANS

<table>
<tr><td>BRUXELLES
H. LAMERTIN, Éditeur
rue du Marché-au-Bois, 20</td><td>PARIS
G. CARRÉ, Libraire
Rue Racine, 3</td></tr>
</table>

1894

LES
UNIVERSITÉS

DES

ÉTATS-UNIS ET DU CANADA

ET SPÉCIALEMENT

LEURS INSTITUTIONS MÉDICALES

PAR

le Dr O. LAURENT

AGRÉGÉ SUPPLÉANT A L'UNIVERSITÉ DE BRUXELLES

22 FIGURES ET PLANS

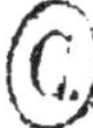

BRUXELLES
H. LAMERTIN, Éditeur
rue du Marché-au-Bois, 20

PARIS
G. CARRÉ, Libraire
Rue Racine, 3

1894

AVANT-PROPOS

Dans une intéressante étude qu'il
publiait en 1866, le Dr Rommelaere écrivait (1) : « Le pays qui offre le plus
d'originalité à ce double point de vue —
mode d'organisation admis pour l'enseignement de la médecine et pour les secours
accordés aux malades indigents, — est
incontestablement l'Angleterre. »

Le mélange des éléments anciens et
modernes a, en effet, donné à l'enseignement anglais un caractère particulier.
Mais, en Amérique, on peut affirmer que
tout est neuf, pour ainsi dire. A peine y
a-t-il quelques institutions qui datent d'un
siècle. Aussi se ressentent-elles toutes de
l'esprit contemporain, encore modifié par
un milieu spécial. On conçoit que dès

---

(1) W. ROMMELAERE. Des institutions médicales et
hospitalières en Angleterre. Bruxelles, 1866, p. 1.

lors nous trouvons dans ce pays la plus grande somme d'originalité. Jusque dans ces derniers temps, cette originalité était presque toujours du véritable « américanisme », du « puffisme » même, et c'est à ce point de vue que l'on est tenté, aujourd'hui encore, de considérer l'enseignement aux États-Unis.

Il y a là une erreur.

N'est-ce pas d'Amérique que nous sont venues ces prodigieuses inventions qui ont apporté tant de changements dans les domaines économiques et sociaux ? On marche là-bas à pas de géant. Aussi, bien des personnes seraient-elles étonnées en visitant les institutions médicales américaines, qui se développent dans la voie du progrès le plus rapide. On ne rencontre nulle part ailleurs des établissements mieux organisés et plus merveilleusement riches que l'hôpital Johns Hopkins de Baltimore, que la salle d'opérations Syms de New-York, que l'Université de Chicago et que celle de San-Francisco.

Les écoles de hautes études se créent partout, et les savants de valeur vont devenir légion aux États-Unis.

Des fortunes considérables sont consacrées aux fondations scientifiques, et ceux que l'on place à la tête de ces institutions nouvelles ont généralement un grand mérite. C'est ainsi qu'une véritable pépinière d'hommes de science est en voie de formation.

C'est pourquoi l'on peut dire que le pays au monde qui offre le plus d'intérêt à de nombreux points de vue, est l'Amérique du Nord.

Nous sommes dans le pays où tout se fait en grand et où l'initiative individuelle joue le plus grand rôle. Mais les États interviennent souvent aussi de la façon la plus généreuse.

New-Haven aurait une fortune de 18 millions, Chicago de 35 millions, Cornell de 47 millions, Harvard de 63 millions, Columbia de 70 millions et San-Francisco de 125 millions. Columbia dépense annuellement 3,500,000 francs, Harvard près de 5 millions, Cornell près des 3 millions et Ann Arbor 1,800,000.

Entrons dans quelques détails à ce sujet.

Chacun des États, au moment où il est entré dans l'Union, est, d'après la loi, doté de territoires dont les revenus doivent être affectés à l'enseignement. L'étendue de ces territoires serait de plus de 20 millions d'hectares. Outre la contribution directe de « scolarité » le montant des contributions au profit de l'enseignement est d'environ 500 millions.

En 1862, le Congrès des États-Unis a voté une loi concédant à chaque État pour l'enseignement supérieur autant de fois 30,000 acres (12,000 hectares) que l'État envoie de sénateurs et de représentants au Congrès. Ainsi l'Université Cornell a reçu 990,000 acres (330,000 hectares). On était en pleine guerre de Sécession ; partout se manifestaient des tendances à développer les institutions d'enseignement

pour former des citoyens et des soldats, soutiens de la patrie. Ezra Cornell
obtint que ces propriétés de l'État de
New-York fussent attribuées à Ithaca,
qu'il s'engageait à doter d'une somme
de 2,5oo,ooo francs et de 2oo acres de
terrains. Sage donna plus tard 3,6oo,ooo
francs pour y annexer un collège de
femmes ; il dota l'école de philosophie de
1,3oo,ooo francs et la bibliothèque de
1,5oo,ooo francs, ce qui porte la fortune
de l'université Cornell à 47 millions.

Vers 1873, un marchand de Baltimore,
John Hopkins, légua 36 millons de francs
(7 millions de dollars) pour l'érection d'une
université et d'un hôpital en cette ville,
et l'institution vient encore d'être dotée
d'une somme de 1 million 1/2 par Miss
Garret et un comité de femmes.

Syms avait légué 1,8oo,ooo dollars pour
la fameuse salle d'opération de New-York
qui vient d'être ouverte.

L'Université Harvard possède un avoir

total de 65 millions, qui s'élève annuellement encore de près de 1,500,000 francs.

La famille Vanderbilt a doté l'Université de Nashville (Tennessee) d'une somme de près de 10 millions ($ 1,900,000).

L'Université de Minneapolis (Minnesota) a 10 millions ($ 1,794,000) de biensfonds, et l'État lui alloue environ un demi-million de subsides par an.

L'université Palo-Alto, près de Menlo-Park (Californie), a été dotée par M. et Mme Leland Stanford, en souvenir de leur fils défunt, de milliers d'acres de terres d'une valeur estimée à 125 millions dont les revenus seront exclusivement consacrés à l'Université. M. Stanford vient de mourir et a laissé à nouveau à sa fondation des sommes considérables. Seule, l'Université de Cambridge, en Angleterre, aura des revenus supérieurs (8 millions).

Assurément la Belgique, si faiblement appréciée à l'étranger en général, possède des institutions universitaires et hospitalières très perfectionnées quant aux installations pratiques, architecturales et économiques, et que bien des étrangers visiteraient avec le plus grand avantage.

Signalons entre autres l'hôpital de Liége, qui va être ouvert et qui est digne d'une étude approfondie. A celui de Gand sont annexés des laboratoires remarquables, tel celui de M. le professeur Van Bambeke, qui se distingue par ses riches collections histologiques. Nous saisissons cette occasion pour remercier vivement ce savant de l'enseignement que nous avons trouvé dans son service.

Bruxelles va ouvrir, comme on sait, son Institut d'électro-biologie, dû à la générosité d'Ernest Solvay. Nous savons quelle part y a prise M. le professeur Héger. On construit en ce moment un Institut d'hygiène et de bactériologie qui répondra aux données modernes. Enfin, l'Institut d'anatomie est en formation.

Nous avons surtout à y signaler les installations pour la conservation aseptique, chimique des cadavres : ce seront les plus complètes qui existent. La médecine opératoire y sera enseignée par M. le professeur Warnots.

Il nous paraît que le moment est opportun pour faire connaître nos observations sur les institutions américaines.

Nous avons pris soin, afin de donner à ce travail un caractère pratique, de mentionner tous les renseignements — qui peuvent avoir quelque intérêt — que nous avons pu recueillir sur chacun des établissements que nous mentionnons.

En terminant cet avant-propos, nous manquerions à un devoir si nous ne citions pas, pour leur exprimer notre gratitude, les professeurs et savants américains dont les noms suivent, et auprès desquels nous avons trouvé le meilleur accueil et les renseignements les plus précieux,

Messieurs :

Marshall Elliot, professeur de langues romanes
à Johns Hopkins,

William H. Welch, professeur de pathologie à
Johns Hopkins,

Simon Newcomb, professeur d'astronomie à Johns
Hpokins,

Howard Kelly, professeur de gynécologie à
Johns Hopkins,

N. Senn, professeur de chirurgie à Chicago,

W. Keen, professeur de chirurgie à Philadelphie,

Collins Warren, professeur de chirurgie à
Boston,

E. H. Bradford, professeur d'orthopédie à
Boston,

A. M. Phelps, professeur d'orthopédie à New-
York.

I

Organisation générale

Si l'organisation de l'enseignement médical en
Angleterre était peu connue dans ces derniers temps,
ce fait avait pour cause son système très compliqué :
« les mots cux-mêmes n'ont pas le même sens des
deux côtés de la Manche », en matière scientifique,
bien entendu.

« En France, l'*Université* est un corps unique,
une grande machine gouvernementale fournissant
l'enseignement aux trois degrés officiels de concen-
tration: inférieur, moyen et supérieur, et délivrant
les diplômes qui attestent l'instruction acquise. (1)

Chez nous, en Belgique, il y a *des universités*,
écoles d'enseignement supérieur, fondées et entre-
tenues soit par l'État, soit par des associations

____

(1) CH. FIRKET. L'Education médicale en Angleterre,
en Ecosse et en Irlande. (*Revue de l'Enseignement*, nᵒˢ des
15 août et 15 septembre 1893, p. 98.)

particulières ; or, qu'elle soit officielle ou « libre »,
toute université jouit, en vertu de lois récentes (lois
du 20 mai 1876, du 10 avril 1890 et du 3 juillet
1891), non seulement du droit d'enseigner, mais de
celui de délivrer les grades académiques. L'Etat
se réserve seulement de soumettre les diplômes
universitaires, officiels ou non, à une commission
nommée par lui et choisie en dehors du personnel
des universités, qui vérifie *pro formá* la rédaction
des parchemins ; le diplôme ainsi entériné confère dès lors le droit civil d'exercer une profession.
En Allemagne, il y a aussi des universités qui
enseignent, mais toutes relèvent de l'Etat ; elles
délivrent à leur gré le diplôme de docteur, mais le
droit de pratiquer est indépendant de ce titre
académique ; il s'obtient à la suite d'un examen
ad hoc, que l'Etat fait subir devant des commissions
nommées par lui.

Voilà donc, dans trois pays voisins, le nom
d'université appliqué à des institutions bien différentes par leur esprit et par le rôle qui leur est
assigné dans l'organisation générale. En Angleterre, c'est pis encore, et le même mot *Université*
dépend dans ce seul pays des corps absolument différents quant à leurs pouvoirs, à leurs attributions...

Le mot d'Université est pris, par les habitants du Royaume-Uni, dans trois acceptions différentes, suivant que l'établissement qui le porte enseigne sans conférer de grades, examine sans enseigner ou fait les deux. »

L'Université américaine est une corporation, publique ou privée, instituée en vertu d'une charte constitutionnelle, acte qui lui confère l'incorporation, c'est-à-dire la personnalité civile.

Cet acte juridique précise sa désignation officielle, sa mission qui est d'intérêt public, son but, qui peut être confessionnel, ses franchises, le droit de posséder, d'aliéner et d'ester en justice.

Les universités américaines se distinguent par leur rang de personnalité civile, les pouvoirs étendus de leur Président, la possession de réserves territoriales créées par des Etats ou des donations particulières, l'absence de législation sur la collation des grades, leurs sociétés secrètes, leurs établissements de sport athlétique, et surtout dans l'Est et le Sud, par leurs *halls* d'étudiants.

L'Université est un ensemble de *collèges*, c'est-à-dire d'écoles de haut enseignement. Mais souvent le mot collège est synonyme d'université. Il en est ainsi pour *Columbia College*, un des plus sérieux d'Amérique.

Mais la République nord-américaine n'est qu'une fédération d'Etats unis les uns aux autres par quelques lois communes, et pour le reste, complètement libres et ayant leur constitution spéciale. Les universités américaines se ressentent de cet état de choses. Elles diffèrent l'une de l'autre suivant les Etats auxquels elles appartiennent. On conçoit dès lors qu'il y ait une grande diversité dans les détails de leurs lois fondamentales et dans leur organisation.

« Les premières universités se sont établies grâce à la générosité de particuliers. L'Etat leur est ensuite venu en aide. Il les a prises sous la protection de sa législation; il leur a accordé des subsides, des concessions de terre. Dans la réalité, ces établissements primitifs ne méritaient pas le nom d'université; ils ne répandaient encore qu'une forte instruction moyenne, et ceux qui sont devenus plus tard célèbres entre tous, Harvard et Iale, portaient le nom plus modeste de collèges. Un de leurs buts était de préparer les jeunes gens au ministère sacerdotal. Aussi avaient-ils un caractère confessionnel; ils étaient soutenus par les partisans de tel ou tel groupe religieux, de telle ou telle « dénomination ». Le clergé avait une place

prépondérante dans leur administration, et le président était le plus souvent un ecclésiastique. Au fur et à
mesure que le pays s'est peuplé, que, dans les vieux
Etats, la population est devenue plus dense, le
niveau général de l'instruction s'est élevé. Les
grands collèges, ceux qui formaient l'élite, se sont
transformés; ils se sont imprégnés de plus en plus
de l'esprit scientifique; ils ont élargi le cadre de
leurs études; ils se sont subdivisés en un nombre
plus ou moins considérable de facultés; ils sont
devenus enfin des « universités », et ils ont aban-
donné leur ancien titre de « collèges ». En même
temps, l'esprit des institutions s'est modifié;
quoique la faculté de théologie ait été conservée,
le caractère confessionnel a perdu de son importance, l'élément laïc s'est substitué à l'élément
ecclésiastique; l'enseignement est resté chrétien,
mais il est devenu presque partout éclectique,
d'une neutralité relative, respectueuse à l'égard
des affirmations dogmatiques et des croyances des
diverses « dénominations protestantes ». (1)

Il s'est ainsi formé une nouvelle classe d'établis-

----

(1) J. Van den Heuvel. De la situation juridique des
Universités aux États-Unis. Extrait de la *Revue sociale et
politique*. 1893, n° 5.

sements dits *unsectarian*, *eclectic*, par opposition aux premiers qui étaient *sectarian*, confessionnels. L'éclectique est pourtant toujours imprégné d'un caractère religieux : une église est en général annexée à l'institution et les diverses sectes religieuses peuvent disposer du temple à des heures déterminées. Les *sectarian* comprennent ceux des Congrégationalistes, des Disciples, des Réformés, des Luthériens évangélistes et non évangélistes, des Baptistes, des Méthodistes, etc.

*
** *

On tend à assimiler Iale et Harvard à Oxford et à Cambridge. Mais la plupart des Etats de l'Union ont leur Université, et tandis que les deux cités anglaises comprennent des étudiants originaires de toutes les parties du royaume et des colonies, les Universités américaines tirent leurs ressources presque entièrement de l'Etat où elles sont situées ; ce ne sont pas des institutions *nationales*, comme Oxford et Cambridge. (1) Les Etats de Massachusetts et de Connecticut ont été, il est

----

(1) *The Lancet*, Sept. 2, 1893, p. 587.

vrai colonisés de bonne heure et c'est à cette ancienneté relative que Iale surtout et Harvard en partie
(nous connaissons le caractère sérieux de l'Université) doivent leur renom.

*
* *

L'administration académique et financière comprend trois autorités : le Président, le Conseil
d'administration et la Faculté.

I. — PRÉSIDENT. Il est le représentant officiel de
l'Université : C'est la *Couronne* (the Crown) à
Toronto, le *Prévôt* à Pennsylvania et le *Principal*
— mais ses attributions sont moins étendues — à
Mc Gill, le *Visiteur* à Québec.

« Choisi pour un long terme en raison des espérances qu'il a fait naître comme administrateur et
comme homme d'initiative, le président est la che-
ville ouvrière de l'organisation. Il a de grands
pouvoirs ; mais son influence est due surtout à la
sagesse et à l'expérience de ses conseils, à son
désintéressement et au dévouement qu'on lui
reconnaît pour la chose universitaire. Il intervient
dans tous les Comités ; il jouit d'un réel prestige,
même au dehors de l'université ; il est l'homme le

plus en vue et aussi le plus responsable devant l'opinion publique. Les insuccès de l'université lui attirent le blâme, ses triomphes et sa prospérité, l'éloge. On le juge comme s'il était directeur d'une entreprise qui s'incarnerait en lui. »

Ni le pro-recteur allemand, ni le vice-chancelier d'Oxford et de Cambridge, ni le principal de l'Université écossaise, ni le prévôt du Collège Trinité de Dublin, ni le chef d'un des collèges d'Oxford ou de Cambridge, n'ont l'influence du Président. Sous ce rapport, l'Amérique est moins libérale que l'Angleterre. Il occupe parfois la situation d'un monarque vis-à-vis des professeurs et des étudiants. (Bryce.) (1)

II. — ADMINISTRATION. On distingue trois variétés d'universités : 1º le type ancien, l'université privée ou de fondation, 2º le type moderne, public ou d'Etat, et 3º le type mixte.

Le *type ancien* a été établi d'après les modèles d'Oxford et de Cambridge. On y trouve un chef, le Président, un conseil de gouverneurs ou *trustees*, qui sont investis de l'administration et du contrôle général. Dans les établissements de ce

____

(1) JAMES BRYCE. The American Commonwealth, in two volumes., sec. edit. Londres, 1891.

genre, il y a des cours obligatoires ; ils délivrent des diplômes et sont généralement confessionnels ; on y a annexé des bâtiments appelés « dormitories », affectés à l'habitation des étudiants.

Le *type moderne* ou public est celui d'une université construite, dotée et gouvernée par un Etat avec l'intermédiaire d'un conseil de régents. En général, la plus grande liberté règne quant au choix des cours. La discipline est presque nulle et il y existe rarement des *halls* d'étudiants. Les établissements de ce type sont rarement confessionnels et l'instruction y est souvent gratuite.

Les *universités mixtes* débutent comme fondations privées avec le caractère de collèges. Il en est qui ont été fondées par des particuliers, mais sans caractère confessionnel (Cornell (1), Johns Hopkins). Quelques-unes ont été fondées par l'Etat, mais sont affranchies d'une façon plus ou moins complète de tout contrôle.

En Angleterre on distingue deux types principaux : l'université et le collège. *L'Université anglaise*, bien qu'institution publique, a peu de

____

(1) Le principal fondateur de *Cornell University* est Ezra Cornell : "*I would found an institution where any person can find instruction in any study.*"

rapports avec l'Etat et se compose de gradués et d'étudiants; son gouvernement, qui est autonome, est exercé par les gradués. Le *Collège anglais* est une corporation privée comprenant un chef, des « fellows » et des étudiants; il est gouverné par ce chef et par ces « fellows ». Ces deux types ne se retrouvent pas en Amérique. (Bryce.)

De plus, l'Université américaine du type public diffère de l'Université allemande qui, elle, relève d'un ministre. Dans aucune des contrées que nous venons de citer, l'institution n'est gouvernée par un *board* se recrutant lui-même. Enfin il n'existe pas, comme en France et en Belgique, de programme général fixé par une loi fédérale sur l'instruction publique.

Font en général partie du Conseil d'administration : le gouverneur, le vice-gouverneur, le ministre de l'Instruction publique, des délégués des anciens étudiants, et des membres de la dénomination confessionnelle (dix évêques font partie du Conseil de l'Université Vanderbild de Nashville). Ce sont des membres de droit, *ex-officio*. Le conseil se recrute lui-même, tantôt en entier, tantôt en partie seulement; mais on tend de plus en plus à y faire intervenir les délégués des anciens étudiants.

Le nombre des conseillers est de dix à vingt-
trois. A Harvard, il est de 32, élus par les anciens
étudiants.

III. — LA FACULTÉ. Elle a à sa tête le *Doyen*
(Dean). On y rattache le *Conseil* ou le *Sénat
universitaire* composés de toutes les facultés et
s'occupant de l'enseignement et des questions
d'intérêt général. Nous indiquons plus loin les
variantes de cette règle. La Faculté comprend des
professeurs et des instructeurs, qui sont à la tête
des diverses *sections* de l'Université. Celles ci se
nomment *départements*, *écoles* ou *collèges*.

A Bruxelles nous appliquons le mot de Faculté
à l'ensemble des professeurs d'une section universitaire et à cette section elle-même. En Amérique
le terme s'applique plutôt aux professeurs réunis,
et la section est souvent désignée par le mot
« département ». Cependant plusieurs écoles
emploient divers termes. Ainsi Ann Arbor a six
sections ayant chacune sa Faculté : 1. Le Département de la littérature, des sciences et des arts ;
2. Le Département de la médecine et de la chirurgie (allopathique) ; 3. Le Département du
droit ; 4. L'École de pharmacie ; 5. Le Collège
médical homéopathique ; 6. Le Collège de chirurgie dentaire.

Autorités.

I. — **Président** (la Couronne, Prévôt, Principal, Visiteur).

II. — **Conseil d'administration**
- *Univ. d'Etat:* *Board of Regents*
  - *California :* 23 régents (7 ex-officio, 16 élus pour quatorze ans. *Ann Arbor :* 8 régents élus pour huit ans par le peuple.
- *Univ. privées*
  - I. *Board of Trustees :* Cornell (élection, ex-officio).
  - II ou
    - *Corporation of overseers.* (Harvard).
    - *Board of overseers.*

III. — **Facultés**
- *Harvard*
  - *Facultés.*
  - *Conseil universitaire.*
- *Johns Hopkins*
  - *Comité des études universitaires.*
  - *Comité des conseillers du Collège.*
  - *Conseil académique.*
- *Ann Arbor*
  - *Facultés.*
  - *Sénat universitaire.*

Pour montrer combien peut être compliquée une organisation universitaire, nous résumerons celle de l'institution la plus récente et des plus importantes, l'organisation de l'Université de Chicago.

Université de Chicago.

Incorporators, administrateurs représentant la volonté du fondateur. Charte en 1890.

Trustees (administrateurs actuels.)
Président.

L'université comprend cinq divisions :

I. — Université proprement dite.
(1) Ecole des arts et de la littérature.
Ecole de hautes études de sciences.
Ecole de la Divinité.
Ecole de droit.
Ecole de médecine.
Ecole de technologie.
Ecole des beaux-arts.
Ecole de musique.
(2) *Collèges* des arts et de littérature.
Collège des sciences. (1)

2° division
{ Collège académique { Freshman (1re classe).
{ Sophomore (2e classe).
{ Collège universitaire { Junior (3e classe).
{ Senior (4° classe).

II. — Extension universitaire. Faculté séparée. *The University Extension Division.*

Lecture Study Department. Cours d'études, d'exercices, cours pratiques avec prêt de livres (bibliothèque itinérante — traveling library).

The Class work Department. Cours systématiques.

The Correspondence Department. Cours organisés par correspondance pour les étudiants éloignés.

---

(1) Les écoles sont des départements de l'université dont les cours sont organisés par degrés et délivrent des diplômes. Les collèges et les académies peuvent ne pas faire partie intégrante de l'université et lui être seulement affiliés.

A Harvard, l'université comprend parmi ses *départements* ceux d'art dentaire et de médecine vétérinaire.

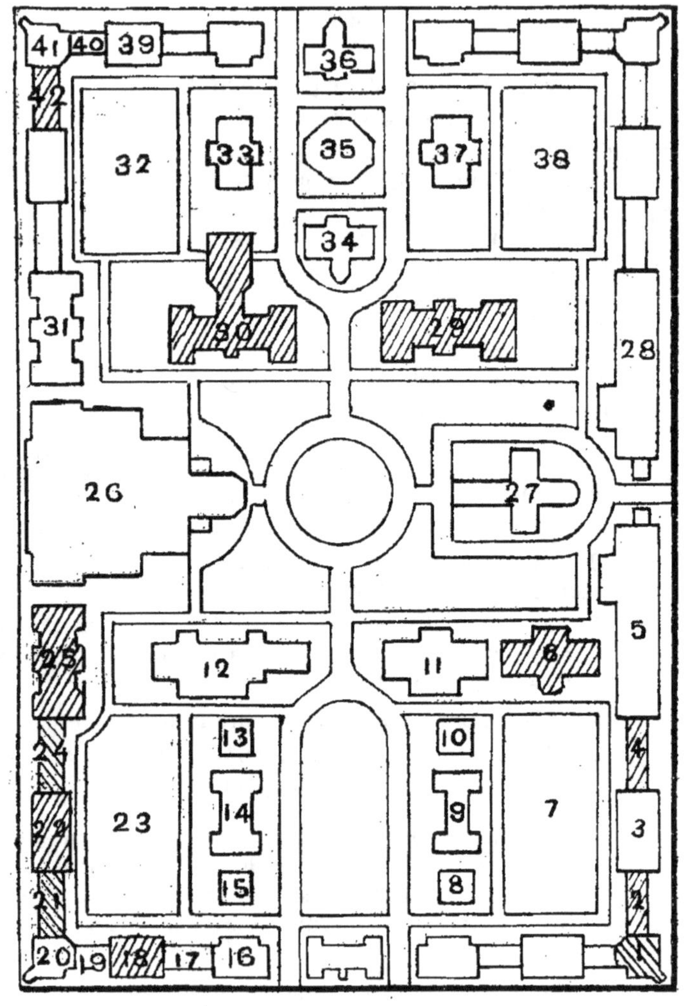

Plan de l'Université de Chicago

Légende.

1. Hall Nancy Foster.
2. Hall Kelly.
3. Dormitory de femmes.
4. Beecher.
5. Musée.
6. Musée Walker.
7. Hall des femmes.
8.
9. } Langues modernes.
10.
11. Géologie.
12. Hall de lectures.
13.
14. } Langues anciennes.
15.
16.
17. } Dormitories.
18. Rust.
19.
20.
21. } Dormitories.
22.
23. Hall des gradués.
24. Dormitory des gradués.
25. Salle Coble de lecture.
26. Université Hall et bibliothèque.
27. Chapelle.
28. Gymnase.
29. Laboratoire Ryerson de physique.
30. Institut Kent de chimie.
31. Hall de lecture.
32. Hall des étudiants.
33. Physiologie.
34. Anatomie.
35. Hall de biologie.
36. Botanique.
36. Zoologie.
38. Etudiants H.
39.
40.
41. } Dormitories.
42.

The examination Department. L'examen est facultatif.
The Library.
The Training Department. Ecole où se forment les candidats au professorat de l'extension.
The Editorial Department. (The University Extention World).

III. — **Bibliothèques, laboratoires et musées universitaires.** *Directeur.*

IV. — **La presse universitaire.**
A. Département de publication ;
B. Département de l'imprimerie ;
C. Département des achats et des ventes.

V. — **Affiliations universitaires.** Le plan général est celui de la coopération avec les académies, les hautes écoles et les collèges.

Autorités personnelles :
1. *Président.* Examiner (secrétaire d'administration), Recorder (secrétaire des facultés), Register (trésorier).
2. *Doyens.*
3. *Directeurs.*

Personnel enseignant	Professeur en chef Professeur Professeur associé Prof. assistant	Terme de quatre ans.
	Instructeur	Terme de trois ans.
	Tuteur	Terme de deux ans.
	Assistant Lecteur Docent Fellow	Terme d'un an.

Année académique. Quatre sessions de deux fois six semaines : premier mode à 9 h. par semaine : major (demi-trimestre), double major (trimestre); deuxième mode à 5 h. par semaine : minor (demi-trimestre), double minor.

Diplômes
{ Bachelier en arts.
{ Maitre en sciences ou en philosophie.
{ Docteur en philosophie.

Chaque étudiant doit déposer une *garantie* de 1,000 francs pour les amendes qu'il pourrait encourir ou pour les préjudices matériels qu'il pourrait causer.

Annexes de l'Université de Chicago.

1. *Département de l'affiliation.*
2. *Service confessionnel.*
3. *Union chrétienne.*
4. *Union universitaire* : fédération des clubs littéraires et scientifiques.
5. *Société philologique.*
6. *Clubs départementaux* : 15 (de l'exégèse, de la divinité, du Nouveau Testament etc.)
7. *Association alimentaire des étudiants.*
8. *Association des anciens élèves.*

Il existe sept *dormitories*, dont trois sont réservés aux femmes. Les chambres se louent à raison de 125 à 300 francs par trimestre. Tous les *halls* pour femmes ont leur salle à manger et leur parloir séparés.

En somme, l'étudiant dépense par année (tous les frais compris), pour un cours de neuf mois, de 1,700 à 3,000 francs ; en général, environ 2,000 francs.

Administration académique et financière.

CHICAGO	TORONTO
I.—**Président** : *chef exécutif.*	I. — **Couronne** (visiteur).
II. — **Board of Trustees** : donne son avis	
III. — **Senate** : éducation et discipline	II. — **Board of Trustees.**

IV.—**Council** : administration
{
III. — **Senate** (notre conseil d'administration) ; **Chancelier** (examens, minerval.)
IV. — **Convocation** : Union des anciens étudiants.
}

V. — **Faculties** : professeurs
{
V. — **Council of the Univ. of** Toronto.
Council of the Univ. College.
}

VI. — **Administrative Boards** :
(presse, bibliothèques, musées, laboratoires, affiliations, sports).

La convocation élit le chancelier et les membres du Sénat.

La loi avait créé deux corporations de hautes études à Toronto. L'acte législatif de 1887, dit de la Fédération universitaire, permit l'affiliation à l'université de certaines corporations, de collèges de hautes études, représentées dans le sénat universitaire.

Principales universités.

	Étudiants en 1892
I. — TYPE ANCIEN :	
1638. Université Harvard (Boston-Cambridge)	2,658
1700. Université Iale (New-Haven, Connecticut)	1,784
1746. Collège de Princeton (New-Jersey)	1,100
1749. Université Pennsylvania (Philadelphie)	1,764
1754. Collège Columbia (New-York)	1,846
II. — TYPE MODERNE.	
1837. Université de Michigan (Ann Arbor)	2,692
1851. Université de Minnesota (Minnéapolis)	1,183
1868. Université California (Berkeley, près de San-Francisco)	918
III. — TYPE MIXTE.	
1865. Université Cornell (Ithaca, New-York)	1,537
1873. Université Johns Hopkins (Baltimore)	547

* * *

On compte une trentaine d'universités aux États-Unis. En outre, *Columbia College*, de New-York, qui ne porte pas ce titre, est une véritable université au sens le plus large du mot. On trouve parfois deux universités importantes dans la même ville. La plupart existent dans les cités les plus proches de l'Atlantique Cependant la Californie est également pourvue d'un enseignement fort riche, et d'autres villes du Centre laissent peu à désirer.

« Mais en attendant une diffusion nécessaire qui sera l'œuvre du temps, il ne serait pas tout à fait inexact de dire des Etats-Unis, considérés dans leur vie universitaire, ce qui est absolument vrai du Canada : c'est qu'ils « ressemblent à une immense statue dont le corps, non dégrossi encore, serait enfoui dans les profondeurs de la carrière de pierre ou de marbre, la tête seule étant déjà sculptée et ciselée, la tête brillante qui regarde l'Europe à travers l'Atlantique; tandis que là-bas, sur les bords du Pacifique, les pieds de la statue de la liberté commencent eux aussi à prendre forme dans la civilisation de la puissante et active Californie. » (Compayré.)

Au Congrès scolaire de Chicago, M. Gilman, président de l'Université Johns Hopkins disait : « L'étranger intelligent, si on lui demandait son opinion sur le haut enseignement de notre pays, répondrait sans doute que le public témoigne ici en faveur des universités d'un intérêt qui n'est pas égal, et dont rien n'approche, même dans les grands pays universitaires d'Europe. Cet intérêt n'est pas seulement, comme on pourrait le croire, celui qu'un peuple exclusivement utilitaire attacherait aux enseignements techniques qui forment de bons médecins, capables d'étendre par leurs inventions pratiques le domaine des arts mécaniques et de l'industrie, aptes à continuer l'œuvre des Morse ou des Edison. »

Les Universités, aux yeux des Américains comme aux nôtres, ne doivent pas se proposer seulement comme but l'éducation professionnelle. C'est ce que déclarait un autre orateur des Congrès le professeur Woodru Wilson, de Princeton : « Je ne vois pas, disait-il, qu'une école professionnelle puisse exister par elle-même; il faut qu'elle fasse partie d'une université, que l'atmosphère d'une université l'enveloppe et la pénètre, il faut qu'elle témoigne de cet esprit de liberté qui est l'âme des études. » (Compayré.)

* * *

Les établissements d'enseignement supérieur se ressentent, dans leur organisation et leurs caractères, du milieu où ils se trouvent: les uns seront catholiques, les autres, protestants ; ces derniers constituent l'énorme majorité (1). Quelques-uns sont réservés aux « hommes de couleur », d'autres, aux femmes. Mais en général, leur caractère, de même que celui des institutions hospitalières, est empreint d'une large tolérance. Ainsi, un grand nombre d'universités admettent des professeurs de toutes les confessions, même dans la Faculté de théologie. Au point de vue confessionnel, nous parlerons plus loin de l'hôpital juif de New-York.

« Ces universités constituent des sortes d'oasis scolaires, jetées au milieu d'une immensité d'usines,

(1) Nous de pouvons pas nous abstenir de mentionner les « Universités ouvrières » telle celle de Washington de Saint-Louis. Elles ont pour but de donner aux étudiants l'habitude des travaux manuels. En réalité, ce ne sont que des annexes des Universités. Les forgerons, les charpentiers, etc., y étudient les sciences naturelles, physiques et mathématiques, ils deviennent des « ouvriers supérieurs »

de magasins de blés, de parcs à bétail, de docks, de fabriques de toute espèce, pour maintenir les droits de la pensée et faire couler d'abondantes sources de vie intellectuelle et morale, dans une société en proie à une activité industrielle infernale, et que l'on dirait, au premier abord, ensorcelée et comme possédée par le seul démon des affaires ! »

Il y a, à Iale, une trentaine de bâtiments distincts; de même à Harvard. L'Université de Chicago en comptera quarante-deux.

En effet, aux quatre ou cinq Facultés régulières: médecine, droit, philosophie, sciences, s'ajoutent, à Harvard, par exemple, les Collèges d'art vétérinaire, d'art dentaire, d'agriculture et d'horticulture; à Chicago, ceux de théologie et d'arts. L'université peut s'annexer une école de génie civil, ou un institut d'électricité, ou une école de beaux-arts. On va plus loin encore : Iale, par exemple, s'est annexé un collège d'enseignement moyen, préparatoire, divisé en deux sections, scientifique et littéraire et où la durée des études est de quatre ans. Certaines écoles de Cambridge peuvent êtrc considérées comme se trouvant dans le même cas.

Nous reproduisons une vue générale de l'Université Cornell qui, avec ses cent deux bâtiments (y compris les maisons des professeurs) constitue une véritable cité. C'est une république universitaire.

Dans une conférence donnée sur les universités et, en particulier, sur les écoles de droit des États-Unis (1), M. Compayré, que nous venons de citer, recteur à l'Académie de Poitiers, historien de la pédagogie en France, disait : « Ah ! sans doute, nous ne voulons pas les faire passer pour modestes : ils ne le sont pas. Que de fois, par leur innocente jactance, par leur amour de la réclame, ne m'ont-ils pas rappelé mes chers compatriotes de la Gascogne, ces aimables vantards ! Mais dans leur ardent désir de marcher toujours en avant et de se surpasser eux-mêmes, ils savent faire avec franchise leur examen de conscience et reconnaître leurs propres défauts. C'est ainsi qu'aux Congrès de Chicago, nous avons entendu un orateur qui se plaignait des tendances trop utilitaires de l'enseignement donné dans certaines

____

(1) G. COMPAYRÉ. — Les Universités des Etats-Unis. *Revue internationale de l'enseignement.* Paris, treizième année, nº 12, 15 déc. 1893, p. 559.

universités; un autre, qui dénonçait les excès auxquels donnent lieu les réunions annuelles de sport athlétique, ce que nous appellerions les *Lendits* de New-York! Un autre encore, qui constatait ce qu'il y a de confus dans les programmes, comme dans les méthodes; qui se plaignait que le beau titre d'Université, devenu banal, fût témérairement usurpé par des écoles médiocres et sans importance, et que les grades, par conséquent, ces grades qui sont conférés par toute université constituée, perdissent chaque jour de leur valeur et de leur prestige. Mais n'est-ce pas encore faire l'éloge d'un peuple, que de le montrer passionnément préoccupé de se réformer lui-même, empressé à faire le compte de ses imperfections, afin de les corriger, et par suite très curieux de connaître les institutions scolaires des autres pays, très avide de chercher à l'étranger des exemples et des leçons. »

*
* *

Nous donnerons, d'après Coubertin, qui a spécialement étudié les établissements de sport athlétique, quelques renseignements sur quelques Universités, dont nous aurons cependant encore à parler.

Columbia College. C'est le plus important de New-York ; il a environ 200 professeurs et instructeurs et 1700 étudiants. Il a reçu sa charte en 1754 sous le nom de King's College et a été réorganisé après la Révolution sous le nom qu'il porte aujourd'hui. Les facultés sont : arts, droit, sciences politiques, mines et médecine. Plusieurs associations et corporations de la cité ont le privilège d'y faire instruire gratuitement des jeunes gens.

Princeton. Le premier président fut installé en 1747 et le plus ancien édifice date de 1756. Les administeurs forment un conseil d'une trentaine de membres, qui se recrutent eux-mêmes et sont présidés par le gouverneur de l'Etat de New-Jersey. Il y a toujours quatre promotions à la fois. Princeton est une toute petite ville ; le paysage d'alentour est riant ; de grands arbres bordent les avenues ; les étudiants ont leurs chambres dans les dormitories, vastes constructions au nombre de huit ou neuf disséminées autour de la chapelle et de la bibliothèque, et faisant partie de l'Université proprement dite ; autour de la ville est une ceinture de jolis cottages où résident les professeurs. (Coubertin.)

Harvard. Tout près du *Memorial Hall*, John

Harvard, le fondateur de l'Université, a sa statue; il est représenté sous des traits fantaisistes, car nul portrait n'a été retrouvé. On sait seulement que, sorti des Universités anglaises en 1631, il émigra à Charlestown et qu'il y mourut le 24 septembre 1638, laissant 300 volumes recueillis par lui, et une somme de 20,000 francs destinée à la fondation d'un collège. Le collège prit le nom de son fondateur et délivra en 1642 ses premiers diplômes. Une charte, en date de 1650, en fit une corporation reconnue. Harvard eut-il le pressentiment des destinées réservées à sa fondation? Put-il entrevoir la plaine de Cambridge couverte d'édifices et peuplée de 1,800 étudiants ?

L'Université commença par s'appuyer sur l'Etat de Massachusetts, qui la soutint moralement et financièrement, puis elle prit son vol, et il ne resta qu'un lien nominal définitivement brisé en 1685. Les générosités particulières ont plus contribué à l'enrichir que les largesses gouvernementales. La faculté des sciences fut établie avec les 300,000 francs donnés par Abbot Laurence. Georges Peabody, le bienfaiteur des ouvriers, donna près d'un million pour établir un musée qui porte son nom. Le legs le plus récent a une étrange destination : on a dû, de par la volonté du testateur, en employer le montant à la construction d'une grille monumentale.

Cependant, nous ne sommes pas complètement de l'avis de M. Coubertin, quand il écrit : « Harvard me semble un chaos, une imitation confuse et un peu maladroite des universités anglaises ; ce n'est vraiment américain ni d'atmosphère ni de tendances ; il y a des forces vives perdues dans cette masse tournoyante où ne se forme aucun courant. Bref, l'Université est l'image de la Nouvelle-Angleterre : un pays qui n'est pas sans analogie avec la France du début de Louis XVI. C'est une fin de période avec ses incertitudes, ses inconséquences, ses mièvreries... On se relève de ces états-là, surtout en Amérique ; ce ne sont souvent que des transitions ; mais qui cherche aujourd'hui les Etats-Unis dans la Nouvelle-Angleterre est exposé à s'en retourner en Europe sans avoir rien compris.

Cornell. Les matières inscrites au programme sont : la littérature, la philosophie, les sciences, l'agriculture, l'architecture, les sciences industrielles, la mécanique, l'histoire, les sciences politiques, le droit, la médecine, les langues vivantes,

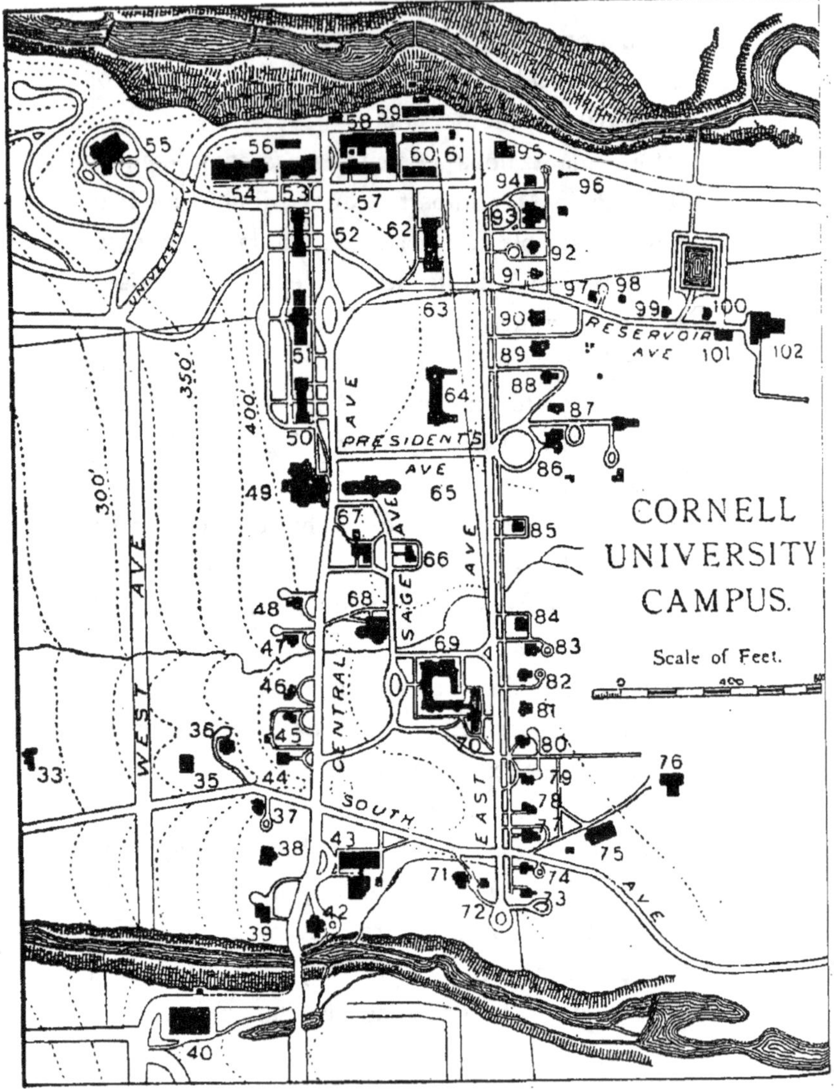
55
56
58 59
60 61
54 53
57
52 62
93
94
95
96
92
91
97 98
63
90
99 100
RESERVOIR AVE
89
101
102
88
51
87
64
PRESIDENT'S
86
50
AVE
CORNELL
UNIVERSITY
CAMPUS.
49
65
67
85
66
SAGE AVE
48
68
84
47
83
69
82
46
Scale of Feet.
400
81
45
80
36
79
33
35
76
44
78
37
75
38
43
71
74
42
72
73
39
40
UNIVERSITY
350'
400'
300'
AVE
WEST AVE
CENTRAL AVE
SOUTH AVE
EAST AVE

Légende

38. Loge Sigma Phi.
39. Loge Psi Upsilon.
42. Loge KappaAlpha.
43. Gymnase.
49. Bibliothèque.
50. Hall Morrill.
51. Hall Mc Graw.
52. Maison blanche.
53. Hall Franklin.
54. Hall Morse.
57. Gibley College.
58. Laboratoire de mécanique.
39. Forge.
60. Menuiserie.
62. Génie civil.
63. Observatoire.
64. Ecole d'agriculture.
65. Ecole de droit.
67. Chapelle Sage.
68. Hall Barnes.
69. Collège Sage.
70. Conservatoire.
102. Ferme.

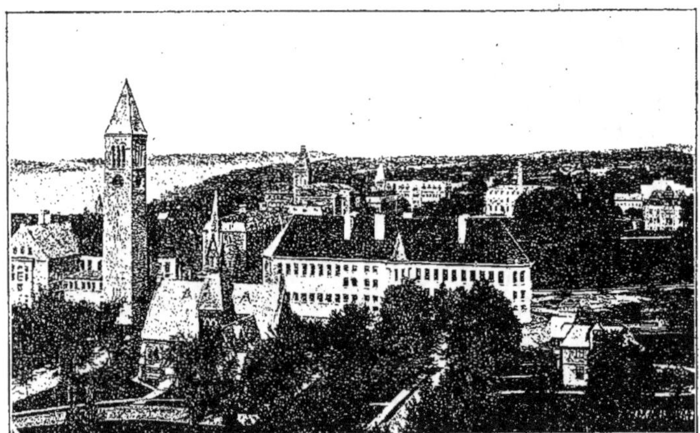

Université Cornell

la pédagogie, les finances, le dessin. En plus de cela, des conférences sur les sujets les plus variés sont données tous les ans par les spécialistes en renom. Le choix des études est aussi libre que possible; chacun se débrouille; on peut même être admis à faire un stage de deux ans seulement, à suivre les cours sans passer d'examen.

« Les bâtiments universitaires sont situés sur une haute colline que bordent deux gorges sauvages, boisées, où coulent des cascades indéfinies. Le sommet de la colline forme un plateau d'où la vue s'étend sur le lac Cayuga et sur la gracieuse petite ville d'Ithaca. Une première rangée de bâtiments dessine la crête de la colline ; ce sont des masses carrées, grisâtres, sans caractère ; à l'entour, des constructions plus modernes, la chapelle, le joli hall de la I. M. C. A.; puis le collège des jeunes filles, la gymnase, une bibliothèque en construction où 240,000 volumes trouveront place..., enfin des chalets de toutes les tailles et de tous les styles, et pas une clôture. Ces demeures sont posées sur un tapis de gazon parsemé d'arbres; c'est une communauté, un phalanstère.

« Les assemblées législatives des différents États, soucieuses de préparer des soldats pour les

luttes à venir, dotaient richement les institutions
qui consentaient à donner l'instruction militaire à
leurs pupilles. L'État de New-York disposait à cet
effet d'une grande étendue de terres et l'on allait
vraisemblablement morceler ces domaines ; con-
seillé par son collègue White, M. Cornell demanda
et obtint que le tout fût attribué à une université
qui s'établirait à Ithaca et à laquelle il donnerait,
de son côté, une somme de 2,500,000 francs.
L'État réclama le droit d'y faire instruire gratuitement un certain nombre de jeunes gens et
l'arrangement fut conclu. L'université Cornell
était fondée et Andrew Dickson White en devint
le Président.

» Tout d'abord, à l'appel généreux de M. Cornell, répondirent une foule de fruits secs, de ratés,
d'agités, de toqués ; on vit venir près de 800 étudiants, et, parmi eux, des réfugiés politiques
russes, serbes et bulgares, des rastaquouères brési-
liens, des aigris de partout. Jamais, a dit depuis
un des professeurs de l'université, jamais on
n'avait assisté à pareille réunion depuis le jour où
Romulus passa en revue les citoyens qui avaient
accepté de fonder avec lui l'empire romain. » Il
fallut se montrer sévère dans les examens d'entrée

et renvoyer chez eux la moitié des candidats.
M. Cornell s'en désolait : « C'est tout simple qu'ils
ne sachent rien puisqu'ils viennent apprendre »,
disait-il aux examinateurs ; il aurait voulu garder
tout le monde et, dans son désir d'augmenter le
nombre des éducations gratuites que l'université
pouvait entreprendre, il inventait mille procédés
ingénieux ; il créait une ferme où les étudiants
très pauvres pourraient gagner leur vie tout en
suivant les cours, des ateliers où la menuiserie, la
serrurerie, etc., pourraient également leur procurer les revenus nécessaires. Il advint naturellement qu'en quittant la charrue et le rabot, ces
étranges étudiants n'avaient rien de plus pressé
que de s'endormir aux leçons de philosophie ou
d'histoire. Alors le Tolstoï américain cherchait
autre chose, tandis que le président White, par un
travail opiniâtre, épurait lentement et transformait
l'université naissante. »

Université de Washington. Avec ses annexes, elle
représente une population de 1,400 élèves. Elle a
été fondée en 1853 et inaugurée en 1857. Elle
s'est accrue d'une faculté de droit, d'une école
polytechnique, d'une école des beaux-arts, et d'une
école de botanique. Elle a aussi trois annexes :

1º une école préparatoire pour les garçons ; 2º une école préparatoire pour les filles et 3º une école pour former des ouvriers supérieurs.

Tulane. Elle comprend la faculté académique (littérature et sciences), la faculté de droit, la faculté de médecine ; elle a pour annexes une *high school* et une école pour les jeunes filles. La population scolaire atteint le chiffre de 1,100, mais, en dehors de la médecine, les facultés sont peu fréquentées. Sortis du High School, la plupart des élèves, qui sont des fils de ruinés, se mettent à l'ouvrage ; leurs enfants, plus fortunés, pourront pousser jusqu'au bout, leurs études libérales. M. Tulane avait stipulé dans son acte de donation qu'il avait eu en vue l'éducation des blancs. Nous savons, par les mœurs du pays, qu'il n'avait pas besoin de le dire.

II

Histoire de la médecine aux États-Unis

L'un des premiers écrits chirurgicaux parus en Amérique (1765), a pour auteur J. Morgan, et est dédié à l'un des premiers praticiens célèbres des États-Unis, J. Warren, médecin à Boston (1), et est intitulé : A *Discourse upon the Institutions of Medical Schools in America*. Morgan avait étudié, en Europe, pendant cinq années, chez les maîtres les plus illustres. Trois ans après, en Pennsylvanie, s'élevait un institut médical, qui peut être regardé comme le point de départ des « medical honours » en Amérique.

Pendant la période coloniale de l'histoire

____

(1) Plusieurs des renseignements historiques qui suivent, sont empruntés à la brochure de Collins Warren, descendant de J. Warren, et professeur de chirurgie, à *Harvard College* (Medical Education in the Unite States. Reprinted from the Journ. of the Amer. Med. Assoc. Sept. 9, 1893).

américaine, il était d'usage, pour les jeunes gens
qui commençaient l'étude de la médecine, d'entrer comme « apprentis réguliers », pour un
terme de trois ou quatre ans, et même de sept
ans, chez quelque praticien qui, en échange de
leurs services, leur donnait une instruction dé-
taillée et complète dans toutes les branches de la
médecine. Souvent, les praticiens en renom avaient
ainsi plusieurs élèves qui constituaient une petite
classe (Davis). Quand des écoles médicales furent
construites, on chercha, en raison des difficultés
que présentaient les grandes distances, à con-
centrer les travaux dans des périodes de quatre
mois, méthode qui s'est généralisée dans le système d'instruction médicale américain (Warren).

A la fin du siècle dernier, il existait des écoles
de ce genre dans les États de Pennsylvanie,
de Massachusetts, de New-York, de Maryland
et de Vermont. En 1810, on n'en comptait encore
que cinq ayant 65o élèves, dont 100 reçurent le
diplôme de bachelier en médecine, qui fut bientôt
aboli, ou bien le diplôme de docteur. Les conditions d'entrée étaient la possession d'un certificat de collège, ou un examen comprenant le latin,
les mathématiques et la philosophie naturelle

ou expérimentale. Le diplôme de docteur en médecine (*the degree of doctor of medecine*) s'obtenait au bout de trois années de baccalauréat (*bachelor of medecine*) ; le candidat devait avoir l'âge de 24 ans, écrire et défendre publiquement une thèse.

D'autres écoles furent bientôt créées, dont plusieurs dépendaient d'une université : telles l'Université Iale (1810), celle de Lexington (1817), de Brunswick (1820), de Charlottesville (1825). En 1840, vingt-six nouveaux collèges médicaux étaient ajoutés à la liste, et pour une population de 17,079,453 habitants, le nombre total des étudiants était de 2,500.

Le rapport du Comité de la Sociéte médicale de New-York, en 1833, dit à ce sujet : Vingt écoles avaient deux sessions obligatoires de quatre mois de durée (l'Université Virginia seule en avait trois d'une durée de dix mois). A l'Université Iale, celui qui n'avait pas le certificat d'éducation générale, devait faire quatre années d'études. A l'École Pennsylvania, deux sessions étaient obligatoires, ou une seule si l'élève avait suivi les cours d'une autre école « reputable », c'est-à-dire ayant une certaine considération scientifique.

De plus, on exigeait une session d'instruction clinique dans l'un des hôpitaux de Philadelphie. Les sessions n'étaient que de quatre mois; dans l'intervalle, on recevait une instruction privée.

La session commençait en août, à Darmouth, et à l'Université de Vermont, à mi-juillet au Collège Bowdin (Maine), où elle se continuait jusqu'à mi-mai; à Iale, Harvard, Philadelphie et New-York, dans la Caroline du Sud, en Kentucky, à la fin d'octobre ou au commencement de novembre. L'Université de Virginie, dont les cours étaient de dix mois, les ouvrait le 10 septembre. Mais si les sessions duraient peu, les cours étaient nombreux : il y avait quatre ou six leçons systématiques (*systematic lectures*) par jour et fréquentation des cliniques et des salles de dissection, quand c'était possible (Hooker et Warren).

Mais comme l'éducation privée (*preceptor's office*) laissait à désirer, on inaugura des écoles particulières (*quiz* (1) *classes*) où des hommes de valeur firent leurs premières armes. Il existait donc un

---

(1) Le terme *quiz*, fréquemment usité en Amérique, répond à ce que nous appelons « répétitions ». Il existe aussi des *quiz clubs* ou sociétés de plaisir.

système de perfectionnement complémentaire, d'*éducation extra-murale* donnée par des professeurs particuliers, et dans des écoles privées. Mais son existence fut courte. Du reste, beaucoup de praticiens se désintéressaient des cours, dont plusieurs n'existaient que de nom, et les certificats, achetés à beaux deniers (*by a handsome fee*) n'avaient plus de signification. Souvent même, et cela persista jusqu'en 1877 (Davis), l'étudiant se contentait de se faire inscrire à l'office du docteur, d'avoir l'autorisation de lire les livres de sa bibliothèque, et il recevait le certificat qui lui était nécessaire pour se faire diplômer (*to graduate*) dans l'établissement de son choix.

Au commencement de ce siècle, le médecin en vogue abandonnait une partie importante de sa maison aux étudiants. « La salle de l'ancien bâtiment où je commençai la pratique de la médecine, une bibliothèque de luxe, était occupée pendant la journée par un petit nombre d'étudiants qui tous avaient leur pension dans la maison. La vieille chambre était un lieu où se racontaient d'amusantes histoires de la vie de garçon. » (Warren.)

En 1844, grâce à Davis, délégué de la société du comté de Broome (New-York), se fonda

4

l'*Association des médecins américains (American Medical Association)*; elle eut une grande influence sur les progrès du système d'éducation, qui laissait fréquemment à désirer, comme nous l'avons vu. Tout le matériel se réduisait souvent à un mannequin d'études, qui était placé dans quelque salle de lecture. On faisait parfois venir des professeurs d'une ville voisine, qui donnaient même deux leçons par jour. Ce système s'est continué jusqu'à présent dans quelques écoles situées loin des centres médicaux. Du reste, pourquoi, disait-on faire des frais, lorsque les honoraires ne sont souvent qu'à vingt-cinq cents (1.30) par visite? L'Association proposa de porter la durée de la session de quatre à six mois, mais l'Université Harvard s'y opposa. Et pourtant, dès 1859, le Collège médical de Chicago admettait le système gradué des sessions (*the so-called graded plan*).

En 1863, à Philadelphie, les journées étaient prises par de nombreuses lectures systématiques, aux dépens de l'instruction clinique. L'année se terminait fin mars et était suivie d'une seconde session seulement, en automne. Mais, comme d'autres écoles avaient non pas la session « d'hiver », mais celle de « printemps » ou d' « été », il était possible d'y aller suivre les cours et de se présenter ainsi, après neuf mois, devant le jury d'examen, avec un certificat garantissant deux sessions d'études. Du reste, ce système prévaut aujourd'hui encore dans plusieurs écoles. Mais d'autres ont créé une session facultative qui était plus ou moins suivie, car un certain nombre d'étudiants abordait la pratique privée après la première session, afin de gagner un capital suffisant aux dépenses de la seconde. Aussi Elliot pouvait-il écrire : « Jusqu'à la réforme de 1870-71, les étudiants en médecine de notre Université étaient notoirement inférieurs, à tous égards, aux autres étudiants. »

Mais, dans les derniers temps, d'immenses progrès ont été effectués : Harvard a porté à trois, puis à quatre, le nombre de ses sessions, et leur durée à neuf mois. L'Université Pennsylvania et le Collège des médecins et des chirurgiens de New-York prescrivent un programme de quatre années d'études, et un grand nombre d'écoles, sans la rendre obligatoire, recommandent cette quatrième (*a three year's graded course is required and a four year graded course is recommanded*).

III

Organisation générale des collèges médicaux

A la tête se trouve le conseil d'administration (*Trustees*) avec président (*Chairmain*), secrétaire (*Clerk*) et trésorier (*Treasurer*).

Puis vient la *faculté* (*University Faculty of Medecine*) avec son président el le personnel enseignant des assistants, etc. (*Other officers*).

Dans les divers services (*Departments of medecine*), on compte, outre le chef de service, le chef de clinique (*Chief of clinic*) et les assistants de clinique (*Clinical Assistant*).

Il y a aussi le professeur de clinique, puis le lecteur clinique en chirurgie (*Clinical Lecturer upon Surgery*) ou en médecine, qui n'est généralement pas professeur, le démonstrateur d'anatomie, de chimie (*Demonstrator of Chemistry*), ou de physique

avec ses premier et second assistants, et l'instructeur d'histologie (*Instructor in normal Histology*).
Certaines universités ont aussi des *Professor Associate,
Assistant Professor, Auxiliary Professor*. A Toronto,
on distingue pour l'anatomie, par exemple, les
titres suivants : *Professor, Associate-Professor and
Demonstrator, Lecturer, Senior-Assistant-Demonstrator*,
et *Assistant-Demonstrator*.

Après celui de *professor*, ce sont les termes *special
lecturers and instructors* ou maîtres de conférences,
que l'on rencontre le plus souvent dans certaines
institutions. Le *Tutor* est parfois une sorte de privat-
docent permanent, l'*Instructor* est pour ainsi dire un
privat-docent dont les fonctions ont un terme limité.
En exposant l'organisation de l'Université de
Chicago, nous avons du reste transcrit la liste des
titres universitaires par ordre d'importance.

Un fait remarquable, c'est que beaucoup de ces
écoles ont été construites grâce à l'initiative individuelle : ni gouvernement, ni cités ne leur sont
venus en aide. Il n'y a guère que l'Université
Michigan et d'autres de l'Ouest qui aient été élevées
aux frais des États (*State Universities*), et soutenues
en même temps par les inscriptions des élèves. On
peut dire que l'iniative privée a joué un grand rôle

dans le système médical actuel aux Etats-Unis.

Constatons que les progrès sont énormes ; partout se produit un mouvement en avant des plus louables. On fonde de nombreuses universités et de nombreux hôpitaux, et beaucoup de ces établissements sont richement outillés.

D'après un rapport plein de précieux renseignements, publié par le Conseil sanitaire de l'Etat de l'Illinois (1), il existe aux Etats-Unis 135 collèges médicaux et 13 au Canada. Alors qu'en 1882, 45 collèges seulement exigeaient pour l'inscription certaines conditions d'éducation, aujourd'hui 129 sont dans ce cas. Il y a en outre 32 jurys d'examen et de licence (*examining and licensing bodies*) qui ne donnent pas l'instruction et 2 au Canada.

La durée des sessions des leçons (*lecture terms*) a été portée de la moyenne 23.5 semaines 1882-83 à 26.3 semaines en 1890-91. De plus, 111 collèges ont des sessions de six mois au plus. Quinze Etats, comprenant environ la moitié de la population des Etats-Unis, ont édicté des lois prescrivant des

____

(1) J. RAUCH, Medical Education. Medical Colleges and the Regulation of the practice of medecine in the United States and Canada. 1765-1891. *Illinois State Board of Health*. Springfield, 1891, p. IV.

examens préparatoires à l'exercice de la médecine, et un minimum de temps consacré aux leçons médicales. Les examens d'état (*state examinations*) sont obligatoires dans le Minnesota, le Dakota du Nord, le Montana, le Washington, la Caroline du Nord, l'Alabama, la Floride, la Virginie, le New-Jersey, l'Etat de New-York, le Nébraska, le Maryland et l'Utah.

On cherche actuellement à séparer le conseil de licence du conseil d'éducation, et à confondre le premier avec les différents conseils sanitaires d'Etat (*State Board of Health*).

Tandis que le conseil d'éducation, qui règle toutes les formes de l'enseignement, constituerait un seul pouvoir central, le Bureau d'Etat de l'éducation (*State Bureau of Education*) aurait pour mission de légiférer sur toutes les institutions délivrant des diplômes (*Educational Institutions granting degrees*) et accorderait ou retirerait l'autorisation de pratiquer la médecine (*power of granting charters and revoking the same*).

Mais si l'on s'efforce d'élever le niveau des études médicales, on tend aussi à exiger plus de connaissances de ceux qui se préparent à ces études. Et pourtant le nombre d'étudiants possédant le certificat de *bachelier* (*Previous College Training*) serait moindre qu'il y a dix ans.

Il n'y a pas encore de règle uniforme à ce sujet. On a même été jusqu'à proposer de délivrer, au terme de leurs études médicales, aux étudiants qui ne le posséderaient pas, le diplôme d'éducation générale. On a proposé aussi de faire rentrer dans le programme des cours préparatoires, la chimie qui, il faut le remarquer, tient une large place dans plusieurs écoles de médecine américaines.

** * **

Le *personnel enseignant* est ordinairement nombreux. Dans certaines villes, le nombre des professeurs peut même égaler celui des étudiants. C'est presque le cas pour Buffalo. A Ann Arbor, qui compte 9,500 habitants, presque tous les médecins de la ville sont professeurs à l'Université.

Le *traitement* que perçoivent les professeurs est souvent nul ; ils ne reçoivent d'autres rétributions que celles qui proviennent des droits d'inscription et d'examens passés par les élèves.

Comme nous venons de le dire pour les institutions hospitalières, dans ces pays d'initiative individuelle et de décentralisation, la plupart des institutions scientifiques ont été également élevées grâce à des dons particuliers. Mais parfois la ville concède les terrains sur lesquels sont construits les bâtiments, tel est le cas pour l'hôpital universitaire de Philadelphie. Parfois c'est l'État qui prend tous les frais à sa charge ; il en est ainsi pour l'Université d'Ann Arbor qui appartient à l'État du Michigan, lequel intervient annuellement dans son budget pour la somme d'un million (1).

Une autorisation officielle est en général exigée pour l'institution d'une école médicale. Nous citerons plus loin à ce propos un fait survenu à Boston. Ainsi autorisées, ces institutions délivrent des dipôlmes reconnus par l'État et y donnant droit à l'exercice de la profession. Ces diplômes sont ou non reconnus par d'autres écoles.

Mais toutes n'ont pas pour but la délivrance des diplômes. Il en est, tel que le *Medical Department of Clark University*, qui n'admet que des élèves déjà diplômés et n'a pour but que leur perfectionnement.

On comprend que les services qu'elles rendent dans ces conditions sont considérables.

---

(1) Ce chiffre n'est pas officiel. Voir Chap. I.

On conçoit que le nombre des médecins vraiment instruits, qui ne s'occupent guère que de science, qui était fort restreint aux États-Unis, — le nombre des praticiens y étant, d'après ce qu'on me disait, d'une *centaine de mille*, — augmente rapidement. A côté d'eux se forme toute une phalange de praticiens sérieux et habiles — qui trouvent dans leur pays tous les éléments de perfectionnement et peuvent se dispenser de venir en Europe, et l'on peut prévoir que, dans peu de temps, le corps médical américain, ainsi composé, pourra soutenir la comparaison avec les pays les plus avancés intellectuellement.

*
* *

Conditions d'admission. — Elles varient avec les collèges; parfois elles n'existent pas, mais on peut dire qu'en général elles deviennent de plus en plus strictes.

Elles comprennent ordinairement : 1º une composition de style (*essay*) d'environ trois cents mots, qui sert d'examen d'ortographe et de grammaire; 2º un examen de physique élémentaire (*elementary physics*) dans lequel rentre une partie de la chimie.

Peut être admis sans examen le candidat qui a été diplômé par un autre collège ou qui a passé l'examen d'admission (*matriculate examination*), ou qui possède un certificat de connaissance des sujets obligatoires (*required* ou *obligatory*) d'une école normale reconnue, d'une haute école, ou d'une société médicale de comté dûment organisée et ayant institué un examen préliminaire (*preleminary examination*), semblable à celui qui est adopté, par exemple, par la Société médicale de l'État de Pennsylvanie. Il en est de même à *Pennsylvania*.

Ces conditions se rapportent à la première année. L'épreuve peut aussi ne pas porter sur toutes les branches obligatoires : ainsi ceux qui ont suivi un cours et fait des exercices pratiques de chimie peuvent être dispensés de l'examen en cette branche et même des cours et des exercices.

Ainsi pour entrer à *Johns Hopkins*, l'élève doit avoir au moins suivi les *cours préliminaires des arts libéraux*, et surtout de physique, de chimie et de biologie (cinq exercices de classes et cinq heures par semaine de laboratoire) qui précèdent l'étude de la médecine. De plus — et cela est à remarquer — le candidat *doit connaître le français et l'allemand*.

Le titre de *bachelier ès arts*, A. B., est fréquemment exigé à l'entrée en première année aux États-Unis.

A *Mc Gill*, celui qui ne le possède pas subit un examen sur les branches suivantes : 1° grec : Xénophon (Anabase); 2° latin (Bell. Gall.), Virgile (Eneïde), grammaire; 3° mathématiques; arithmétique, algèbre, équations carrées, éléments d'Euclide; 4° anglais.

Dans les autres collèges, les langues anciennes ne sont pas, que je sache, exigées.

Au collège médical *Columbia*, on peut se faire inscrire sans formalité si l'on ne désire pas obtenir le diplôme de docteur.

Un certain nombre de programmes portent que, pour être admis à l'école, l'élève doit avoir 18 ans au moins et présenter un certificat de moralité (*good moral character*) délivré par ses professeurs précédents ou par un médecin de bonne réputation (*in good standing*).

Plusieurs stipulent comme minimum l'âge de 21 ans pour l'obtention du diplôme.

De plus, l'étudiant diplômé en arts et en sciences peut être admis à la *seconde année* s'il a consacré aux branches ci-dessous indiquées le nombre d'heures réglementaire :

Biologie générale	96 heures.
Anatomie des mammifères	114 —
Botanique	288 —
Chimie	216 —
Physique	72 —
Histologie	72 —
Anatomie humaine	144 —
Physiologie	48 —
Zoologie	96 —
Embryologie	72 —

Une autre condition est digne de remarque. Les étudiants qui ont suivi un cours dans une école médicale *qui n'est ni homéopathique ni éclectique,* sont admis à la seconde année des cours de l'Université après un examen portant sur la *chimie générale,* la *matière médicale,* la *pharmacie,* l'*histologie* et les *éléments de pathologie générale.* De même ceux qui ont suivi deux cours dans une école médicale sont admis à la troisième année, après examen sur les branches sus-indiquées et sur la *chimie médicale,* l'*anatomie* et la *physiologie.*

Enfin, ceux qui ont suivi trois cours dans une école médicale régulière peuvent être admis à la quatrième année, après examen sur les branches sus-indiquées et sur *l'anatomie appliquée*, *l'anatomie pathologique générale et spéciale*, la *thérapeutique*, la *chirurgie*, *l'obstétrique* et *l'ophtalmologie*.

Les diplômés d'une école médicale régulière qui exige deux années d'études pour l'obtention du diplôme sont admis sans examen à la *troisième* année.

Si le diplôme a été obtenu dans une école réclamant trois années d'études, l'étudiant sera admis à la *quatrième* année, à condition de réussir l'examen sur *l'obstétrique* et la *thérapeutique*.

Lorsque le gradué d'une école veut obtenir le diplôme de docteur dans une autre, celle-ci, telle *Pennsylvania*, exige un examen complet et une inscription de 3o dollars.

En ce qui concerne les gradués en *pharmacie* et en *odontologie* ils ont, pour entrer dans la seconde année, à passer l'examen d'admission.

Programme des cours. (1)

PREMIÈRE ANNÉE

Anatomie. Trois leçons par semaine, dix heures de dissection.

____

(1) De Pennsylvania.

Histologie. Deux heures d'instruction de laboratoire et une heure de démonstration.

Matière médicale et pharmacie. Une leçon par semaine, deux heures de laboratoire.

Chimie générale (y compris la « physique chimique »). Deux leçons par semaine, trois heures de laboratoire.

Physiologie. Trois leçons par semaine.

Pathologie générale. Une leçon par semaine.

Histoire médicale, terminologie, ethnique. Une leçon par semaine.

Symptomatologie générale et diagnostic. Une leçon par semaine.

Cours de bandages. Une leçon par semaine, une heure de pratique.

Clinique générale, médicale et chirurgicale.

SECONDE ANNÉE

Anatomie. Trois leçons par semaine, dix heures de dissection le matin.

Anatomie appliquée. Deux leçons par semaine.

Chimie médicale. Une leçon par semaine, trois heures de laboratoire.

Physiologie. Trois leçons par semaine.

Pathologie générale et anatomie pathologique. Deux

leçons par semaine, une heure et demie de laboratoire.

Diagnostic physique. Démonstration d'une heure par semaine.

Thérapeutique. Deux leçons par semaine.

Chirurgie. Trois leçons par semaine.

Obstétrique. Deux leçons par semaine.

Cliniques générales, médicales et chirurgicales, dans les cliniques des hôpitaux de Philadelphie et Pennsylvanie.

Cliniques spéciales (névrologie, gynécologie, dermatologie, ophthalmologie, otologie).

TROISIÈME ANNÉE

Anatomie appliquée. Deux leçons par semaine.

Pathologie générale et anatomie morbide. Deux leçons par semaine.

Bactériologie. Une leçon par semaine pendant six semaines.

Démonstration d'anatomie morbide et autopsies. Deux heures par semaine.

Thérapeutique. Deux leçons par semaine.

Théorie et pratique de la médecine. Trois leçons par semaine.

Chirurgie. Trois leçons par semaine.

Petite chirurgie et bandages de fractures. Une leçon par semaine, deux heures de pratique.

Obstétrique. Trois leçons par semaine y compris l'instruction pratique de la pelvimétrie et de la palpation.

Gynécologie. Une leçon didactique par semaine.

Médecine pratique au lit du malade et diagnostic physique. Une heure par semaine.

Instruction de chirurgie pratique au lit du malade. Une leçon par semaine (les étudiants sont divisés en sections).

Dermatologie. Une leçon didactique par semaine jusqu'en janvier. Une heure par semaine de leçon clinique.

Ophthalmologie. Une leçon didactique par semaine, une heure par semaine de leçon clinique.

Otologie. Une leçon didactique par semaine jusqu'en janvier. Une heure par semaine de leçon clinique.

Laryngologie. Une leçon didactique par semaine jusqu'en janvier.

Maladies génito-urinaires Une heure par semaine d'instruction pratique, après janvier.

Cliniques générales, médicales et chirurgicales
Cliniques spéciales.

5

QUATRIÈME ANNÉE

Théorie et pratique de la médecine. Trois heures par semaines.

Conférences cliniques de médecine. Une heure par semaine.

Médecine clinique. Deux leçons cliniques par semaine, deux heures d'instruction clinique.

Chirurgie clinique. Deux leçons cliniques par semaine et une heure d'instruction au lit du malade.

Chirurgie opératoire. Une leçon par semaine et une heure d'instruction pratique après janvier.

Obstétrique opératoire. Une heure de pratique par semaine jusqu'en janvier.

Maladies nerveuses et électro-thérapie. Une leçon clinique par semaine; une heure d'instruction pratique.

Hygiène. Une leçon par semaine.

Gynécologie. Une leçon didactique par semaine, une leçon clinique par semaine et une heure par semaine d'instruction pratique.

Otologie. Une leçon didactique par semaine jusqu'en janvier, une leçon clinique par semaine et une heure par semaine d'instruction pratique.

Laryngologie et rhinologie. Une heure d'instruction pratique par semaine.

Chirurgie orthopédique. Une leçon clinique et didactique par semaine, une heure par semaine d'instruction pratique jusqu'en janvier.

Maladies génito-urinaires. Une heure par semaine d'instruction pratique après janvier.

Cliniques générales, médicales et chirurgicales.

C'est là le programme de *Pennsylvania College*, l'un des plus sérieux des États-Unis. Il ne diffère pas beaucoup de celui des autres établissements qui pratiquent le système des quatre années d'études.

* *
*

Le *minerval* est, à Iale, de 405 dollars, soit 2,126 francs ; il se répartit comme suit :

Première année (inscription, 5 dollars ; instruction, 140 dollars ; anatomie, 10 dollars), 155 dollars ;

Deuxième année (instruction, 140 dollars ; anatomie, 5 dollars ; pharmacie, 5 dollars), 150 dollars;

Troisième année (instruction, 80 dollars ; frais de diplômes, 30 dollars), 110 dollars.

Le minerval est le plus souvent de 350 dollars environ. Mais dans l'Ontario, l'inscription coûte 20 dollars, l'examen primaire 30 dollars et l'examen final (y compris l'entérinement du diplôme) 5o dollars: A Pennsylvania, il est de 6o8 dollars (3,292 francs) ; à Jefferson, de 568 dollars (2,982 francs).

Les examens ont lieu à la fin de l'année. A Iale, les questions sont nombreuses, mais ne demandent fréquemment que de courtes réponses. Il est vrai que le temps accordé au récipiendaire est très court. On conçoit que ce système ne donne pas toujours une note très précise de la valeur de l'élève.

****

Il existe d'assez nombreux cours facultatifs (*optional*) à côté des cours obligatoires, et certains collèges vont même jusqu'à recommander, — et c'est là un fait digne de remarque, — aux étudiants d'une faculté de s'inscrire pour un ou plusieurs cours des autres facultés.

Les *travaux pratiques* se font sous la direction d'un *lecteur* ou d'un *démonstrateur*, ou parfois du professeur lui-même. Ils comportent vingt-cinq heures environ par semaine pour la première année, et davantage dans la suite.

M. Firket, le professeur de l'Université de

Liège, signalait, dans une récente conférence, l'existence au programme d'un établissement médical d'Angleterre d'un *cours pratique d'hygiène*, dans lequel était comprise la lecture des plans architecturaux. Il n'est pas difficile de concevoir quelle importance a pour l'hygiéniste les connais-sances de ce genre. Aussi pourrais-je m'étonner de n'avoir rencontré en Amérique rien d'analogue, et faut-il désirer qu'en Belgique des cours semblables soient aussitôt institués.

Un fait particulier existe à l'Ecole médicale de Harvard. Dès la première année, l'élève fait des exercices de dissection, de microscopie et même de bactériologie. Les dissections doivent être satis-faisantes. En ce qui concerne le cours de miscros-copie, la première moitié de l'année est consacrée à l'étude de préparations, et la seconde à la tech-nique. En physiologie, les étudiants répètent les expériences et se servent des appareils, sous la direction des instructeurs. En chimie il sont aussi aidés dans les exercices pratiques des conseils de plusieurs assistants. Les collections du musée de matière médicale leur sont accessibles. Les travaux cliniques commencent la seconde année, et, dès cette époque, ils peuvent être assistants dans les départements des policliniques (*act as dressers and assistants in the out-patient departments*). Les internes de l'hôpital sont choisis parmi les étudiants de quatrième année : *Harvard cherche à substituer autant que possible l'enseignement pratique à l'enseignement théorique.*

Ce collège divise les classes en plusieurs sections, et le personnel enseignant est considérable : il va au delà de soixante-dix professeurs et instructeurs. C'est un fait que l'on observe — partout peut-être — en Amérique, qu'il y a un nombre considérable de maîtres pour un nombre relativement faible d'élèves.

* * *

Année scolaire. — Elle peut être d'une session unique et continue, ou être divisée en deux semestres, ou en trois sessions (*terms*) d'une durée totale de trente-six semaines, avec trois semaines de vacances à la Noël et une semaine au printemps.

Les années scolaires sont qualifiées de *première, deuxième, troisième* et de *quatrième année* (New-York, par exemple), ou *junior year, middle year* (deuxième année), *senior year.*

A Iale, les vacances commencent fin juin et

durent trois mois, jusqu'à fin septembre. On distingue en général deux sessions de cours ; à Toronto, par exemple, il y a une session d'hiver de six mois, et une session d'été de trois mois.

*
* *

Grades. — Souvent ils n'existent pas, et le diplômé (*Graduated*) est *docteur en médecine* (*Doctor in medecine*, M. D.). Citons pourtant le cas de Galveston (Texas) :

A Galveston, il y a cinq grades, A, B, C, D, E ; A = excellent (90-100 p.) ; B = bien (75-89) ; C = satisfaisant (60-74) ; D = conditionnel (60-59), et E = non satisfaisant. L'étudiant dont la note à la fin d'une session (*mark for the term*) est A., et dont l'examen de fin d'année (*final examination*) est au moins B, passe avec distinction (*will be called distinguished*). Si la note de cours est C et la note finale D, il est simplement admis à la classe supérieure.

Le collège Rush, de Chicago, délivre le diplôme *cum laude* à ceux qui ont suivi les cours pendant trois années, d'au moins six mois chacun ; ceux qui ont étudié pendant quatre années, n'ont jamais

échoué dans leurs examens et passent avec satisfaction un examen final sur les lettres, les sciences
générales et la médecine. A part cette distinction,
Iale accorde encore la *magna cum laude.*

* * *

Le Conseil sanitaire de l'État de l'Illinois a
décidé — et ses décisions font autorité — d'après
un acte réglant de la pratique de la médecine dans
cet État, datant du 16 juin 1887, que le *Collège
médical de plein exercice (in good standing)*, doit, à
partir de l'année 1890-1891, exiger, pour la délivrance du diplôme, quatre années d'études profes-
sionnelles, y compris le temps consacré aux leçons
d'un professeur particulier, et trois cours réguliers
de leçons (*three regular courses of lectures*) ; ou, comme
minimum, les conditions suivantes (*schedule of
minimun requirements*) : a) *admission* (certificat de
moralité, diplôme d'un bon collège littéraire ou
scientifique, ou certificat d'un professeur de premier
ordre, ou bien un examen sur les branches d'une
bonne éducation anglaise, comprenant les mathématiques, la composition anglaise et la physique
élémentaire ou la philosophie naturelle ; b) les
branches de médecine sont identiques à celles de nos

programmes ; *c*) l'année ne doit pas comprendre moins de cinq mois.

* * *

Les écoles que nous avons décrites sont les *écoles régulières*. Il en est aussi d'*irrégulières*, non complètement organisées et dont les diplômes ne donnent pas droit à l'exercice de la médecine, même dans l'État où elles siègent. Elles ont souvent des noms bizarres, tels que éclectique, botanico-médical.

Les collèges *éclectiques* sont relativement nombreux. Bon nombre d'entre eux n'ont pas eu une longue existence; avec les homéopatiques et les botaniques, ils constituent les collèges irréguliers, hétérodoxes.

Écoles *orthodoxes*.

— *hétérodoxes* . $\begin{cases} \text{homéopatique.} \\ \text{éclectique.} \\ \text{botanique.} \end{cases}$

Enfin l'une des caractéristiques de l'enseignement médical américain, c'est la coexistence fréquente d'écoles qui subsistent l'une à côté de l'autre. *Les établissements d'instruction médicale se sont*

d'ailleurs multipliés avec une extraordinaire rapidité.
Mais beaucoup n'ont qu'une seule année d'existence ; d'autres ont dû se fusionner avec des établissements voisins plus puissants, et cela a été
souvent un bienfait. Il faut d'ailleurs souhaiter
d'en voir disparaître plusieurs encore au grand
bénéfice de la science.

L'*amphithéâtre de dissection* se trouve en général à
l'étage supérieur, au troisième, au quatrième ou
au cinquième étage ; on y a accès par des ascen-
ceurs. Il est toujours très éclairé et on évite la
propagation des émanations. Parfois les étudiantes
font les dissections aux mêmes heures que les
hommes ; à Ann Arbor pourtant il existe deux salles
séparées. A New-York, et dans d'autres villes, le
nombre de cadavres mis à la disposition des élèves
est considérable. Parfois ceux-ci les obtiennent
par l'entremise du service des pompes funèbres.

Les *amphithéâtres d'opération* (à Chicago par
exemple) sont pourvus de fauteuils dont l'un des
bras porte une palette se disposant horizontalement
ou se repliant à volonté, de façon à permettre à
l'élève d'y écrire très commodément comme sur
un pupitre mobile.

*
* *

Nous ne pouvons pas nous dispenser de dire un mot des *instituts de psychologie expérimentale*. A Worcester, à Boston et dans d'autres villes, ils ont acquis une grande importance. Nous avons, entre autres, visité celui de Boston (à Cambridge), qui a été organisé par M. le professeur Hugo Münsterberg, de Freiburg (ce savant a été appelé à Boston pour y faire un séjour de trois ans) : c'est, d'après ce que nous disait le professeur, l'établissement de ce genre le mieux aménagé « du monde ». Dans certaines de ces institutions, on enseigne l'anatomie et la physiologie, et les élèves sont même conduits certains jours dans les asiles d'aliénés où ils étudient la pathologie mentale.

*
* *

Un des traits caractéristiques de l'enseignement en Amérique est l'importance donnée à la *chimie*. Nous avons constaté ce fait à Boston et à Montréal, notamment. Des villes peu importantes même, telles que Worcester (*Clark University*) possèdent des instituts de chimie très sérieux ; il faut ajouter cependant que dans cette ville, il n'existe

pas encore d'école médicale. La chimie est enseignée par des leçons accompagnées de démonstrations (*illustrative lectures*), des travaux de laboratoire
(*laboratory exercises*) et des répétitions (*récitations*).

La *biologie* est aussi l'objet d'études fort soignées.
Mentionnons à cet égard les superbes instituts de
Philadelphie et de Toronto.

Les *instituts dentaires* sont en général très scientifiques et annexés aux écoles de médecine. Ainsi
à Ann Arbor, à Boston et à Buffalo. Plusieurs
délivrent des diplômes de docteur en chirurgie
dentaire (Toronto, Ann Arbor, etc.).

Les *asiles d'aliénés* (*State Insane Asylum*) sont
richement aménagés. Telle est, du reste, l'indes-
criptible agitation fébrile qui règne dans certaines
villes, par exemple à Chicago et à New-York,
qu'on conçoit facilement que le nombre d'aliénés
soit fort considérable dans ces pays. Il faut ajouter
à cette circonstance l'usage souvent immodéré des
boissons fortes.

On commence à étudier l'*histoire de la médecine*
avec beaucoup de zèle. A Baltimore, il s'est fondé
une société spéciale.

IV

Organisation des hôpitaux

A la tête de chaque hôpital se trouve un comité d'*officiers* (*directors*) et d'*administrateurs* (*managers*).

I. a) *Officiers*. Nous avons à y distinguer un conseil général avec président, vice-président, trésorier, secrétaire rapporteur (*recording Secretary*), et secrétaire de la correspondance (*corresponding Secretary*). Ce conseil dirige le comité exécutif, ceux des finances, des nominations, des affaires intérieures, de l'éducation, des auditeurs, des inspecteurs, etc.

b) *Administrateurs*. Leurs mandats expirent, par séries, chaque année.

II. Viennent ensuite le conseil médical, le conseil des médecins résidents et celui de la policlinique.

a) Le *Conseil médical* (*Medical Board*) est composé

d'un président, d'un vice-président et d'une secrétaire, du comité exécutif, du comité des examens
de celui des médecins et des chirurgiens consultants, de médecins et de chirurgiens chefs de service (*pisiting physicians and Surgeons*), des chirurgiens
assistants et des consultants spéciaux, du patholo-
giste (chef de service de miscroscopie clinique) et
de son assistant.

b) Médecins résidents (house officers). Ils sont dirigés
par le superintendant et son adjoint.

Les médecins et les chirurgiens résidents (*house
Physicians and Surgeons*) comprennent le médecin et
le chirurgien résidents, leur premier assistant (*first
Senior Assistant*), leur second assistant (*second Senior
Assistant*) et le troisième assistant (*junior Assistant*).

III. Le *conseil de la policlinique (Dispensary staff)*,
composé des différents chefs de service et de leurs
assistants (premier et deuxième : *Assistant, Under-
Assistant*).

Les hôpitaux publient chaque année le *Bulletin*
contenant la liste des administrations et du personnel
médical, et des indications sur les principaux faits
qui se sont produits, la liste des cas médicaux et
chirurgicaux traités, la liste des donateurs, les

règlements souvent accompagnés de la photographie et des plans de l'établissement.

Ces *Bulletins* portent généralement au dos de leur couverture les formules de donation d'une somme d'argent (*form of bequest*) ou de propriétés (*form of devise*). C'est un trait caractéristique qui montre bien dans quelle mesure, aux États-Unis, intervient dans l'organisation des institutions hospitalières, la générosité publique et privée.

Les *Bulletins* universitaires ou hospitaliers donnent aussi la liste des ouvrages de médecine recommandables : la plupart sont américains, presque tous les autres sont anglais ou allemands. Nous savons, d'un côté, que la littérature américaine est très riche et renferme de fort beaux ouvrages ; d'un autre côté, l'influence allemande se faisait partout sentir jusque dans ces dernières années ; mais actuellement, il s'opère une réaction en faveur des travaux français.

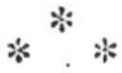

En ce qui concerne le *traitement du personnel médical*, il est généralement nul ; les chefs de service, en tout cas, ne perçoivent aucune rétribution.

Le personnel résidant à l'hôpital est constitué

de médcins diplômés. Le médecin ou le chirurgien résident fait deux visites dans les salles *(wards)* par jour, matin et soir, et accompagne le médecin « visitant », le chef de service, qui arrive à midi.

Le service intérieur (*in patients department*) est indépendant du service, de la policlinique (*out patients department*).

Les malades sont traités gratuitement. Cependant, dans la plupart des hôpitaux, tel que celui dépendant de Jefferson, par exemple, on trouve des chambres (*private rooms*), où les médecins attachés à l'établissement peuvent avoir en traitement des malades qui payent leur pension, leur logement, les soins qu'ils reçoivent et des honoraires. Nous signalerons un autre fait curieux, lorsque nous parlerons de l'hôpital Notre-Dame de Montréal.

Parmi les accessoires les plus fréquents, on remarque un paravent constitué par une plaque de bois montée sur roulettes et à laquelle est attachée une tringle de fer articulée portant des rideaux.

Nombreuses baignoires mobiles qu'on amène au lit des malades atteints de fièvre typhoïde ; ceux-ci prennent des bains froids, d'une durée de vingt minutes, toutes les quatre heures.

Les *systèmes d'ambulances* de plusieurs hôpitaux (Bellevue, Presbytérien) sont fort bien compris et forment même un service spécial très complet.

** **

La température est rarement prise dans le creux axillaire ; si le cas est léger et si l'on veut aller vite, on le prend dans la cavité buccale et l'on utilise un petit thermomètre très commode qui est lavé ensuite à l'acide phénique. La température rectale est de règle dans beaucoup de cas.

Nous aurons à signaler la propreté méticuleuse des locaux, leur aspect riant, la présence de fleurs et d'arbustes, de cages d'oiseaux, donnés par les particuliers. Bon nombre d'hôpitaux (Philadelphie) possèdent des bibliothèques très fournies contenant notamment un grand nombre de revues. Nous voyons par comparaison, que nous n'avons pas en général à nous enorgueillir de nos institutions hospitalières.

Dans plusieurs hôpitaux, la *policlinique* est installée d'une façon spéciale : chaque médecin a à sa disposition une ou deux salles, qui se commandent l'une l'autre et communiquent avec une vaste salle d'attente, munie de longues rangées de bancs, où les malades prennent place par catégories.

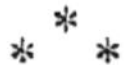

Nous signalerons les ateliers d'appareils orthopédiques de New-York et de Boston. Les corsets d'aluminium en métal plein y sont toujours en usage.

Bradford tient au repos les coxalgiques et les malades de Pott jusqu'à disparition des douleurs. Au lit, il les fait reposer sur un petit appareil constitué par deux tiges métalliques parallèles, rattachées l'une à l'autre par deux autres tiges qui sont vissées aux extrémités et par des bandes de toile intermédiaires. Le transport du malade se fait dès lors facilement.

Pendant la convalescence, le coxalgique porte un appareil de Sayre modifié; l'appareil de Thomas est proscrit; l'excision ou le grattage est rarement appliqué. Pendant que l'enfant est au lit, on fait l'extension en longueur, en même temps que l'extension oblique par le poids. Dans les pieds bots avancés on obtient de bons résultats de la méthode de Phelps; le premier pansement est laissé en place pendant trois semaines, et on pose aussitôt que possible un appareil mécanique. Pour le torticolis, on fait l'extension à l'aide de bandes qu'on attache au chevet du lit.

Deux mots au sujet du traitement orthopédique : dans la coxalgie, Gibney applique un bandage plâtré jusqu'à l'aisselle et fait, en cas d'abcès, des ponctions, mais sans injection antiseptique consécutive. Il recourt très rarement au grattage et à la résection. Il n'est pas partisan de la méthode de Phelps, mais de celle de Wolf, pour le traitement du pied bot.

---

(1) Dans un cas de fracture non consolidée de l'extrémité supérieure de l'humérus, Wyeth se proposait de fixer les fragments en les enveloppant de plusieurs tours de fils d'argent. Il n'est pas partisan de la collerette d'os décalcifié de Senn. Pour les hémorrhoïdes, il recourt comme beaucoup d'Américains au procédé de Withehead.

V

Enseignement supérieur de la femme aux Etats-Unis (1)

La question de l'enseignement supérieur des femmes est, personne ne l'ignore, à l'ordre du jour.

Depuis longtemps les féministes ont eu à subir de nombreuses attaques, mais aujourd'hui on peut dire que leur cause est à peu près gagnée, bien qu'il leur reste encore de nombreux obstacles à surmonter. Le chemin parcouru en ces dix dernières années est immense. On peut dire à présent qu'il n'est aucun domaine, scientifique et social, qui n'ait été rendu accessible aux femmes de quelque façon. Dans certains pays elles ont le droit de vote législatif; ici elles font partie des Conseils d'industrie, des Bureaux de bienfaisance; là elles

____

(1) Conférence donnée le 28 avril 1894 à la réunion des Sociétés féministes de Paris.

exercent la profession d'avocat près de la cour suprême, elles deviennent médecins des hôpitaux ou professeurs de clinique.

Mais il n'est aucune contrée qui offre, à cet égard, un aussi vaste champ d'observation que l'Amérique du Nord. M. Frank (1) a écrit, avec raison, que les Etats-Unis ont mérité d'être le berceau et le foyer du mouvement de l'émancipation féminine, nulle part ailleurs les femmes n'ayant joué un rôle aussi considérable dans l'histoire de leur pays.

On y marche, en effet, à l'avant-garde quant à l'exercice des professions par les femmes, quant à leur accès à toutes les branches de l'activité humaine, et c'est là que sera éditée l'œuvre féministe la plus vaste, l'Encyclopédie américaine en cent volumes, qui paraîtra dans quelques mois, et sera uniquement consacrée à la question de l'égalité sociale des sexes.

Que de renseignements du plus haut intérêt n'y trouvera-t-on pas. En attendant, force nous est de recourir à des sources plus modestes. Et parmi celles-ci, signalons le *Woman's Work of America,*

(1) Voir : L. FRANCK. Essai sur la condition politique de a femme. Paris, 1892.

publié il y a quelques années par Mme Meyer. Plusieurs Français: Hippeau, Buisson, Bonet-Maury, entre autres, ont aussi écrit sur l'éducation de la femme américaine, mais le sujet que nous nous proposons de développer : *De l'éducation de la femme aux Etats-Unis, et spécialement de son éducation médicale*, n'a pas encore été traité, que nous sachions, par eux dans son ensemble. C'est ce qui nous a fait beaucoup hésiter à assumer cette tâche difficile, et à venir vous parler de faits dont beaucoup d'entre vous ont au moins une connaissance générale. Une considération qui nous y a décidé, c'est que cette étude rentre dans le large programme de vos Sociétés.

* * *

I. Enseignement en général.

L'éducation féminine supérieure peut être étudiée aux Etats-Unis sous tous ses aspects. Dans la plupart des Etats, elle est régulièrement admise, dans quelques-uns pourtant elle donne encore lieu à des luttes très vives; ici des établissements supérieurs de premier ordre sont ouverts aux Etudiantes, là des établissements du même ordre leur

restent toujours fermés. La question a été favora-
blement accueillie par le gouvernement fédéral,
par plusieurs Etats, par différentes sectes religieuses ; les établissements féministes ont reçu des
subsides et des bons privés.

Mais avant d'aller plus loin, définissons l'université américaine.

*   *   *

Les universités américaines se distinguent par
leur rang de personnalité civile, les pouvoirs étendus de leur président, la possession de réserves
territoriales créées par des Etats ou des donations
particulières, l'absence de législation sur la collation des grades, leur sociétés secrètes, leurs
établissements de sport athlétique, et, surtout dans
l'Est et le Sud, par leurs *halls* d'étudiants.

L'université américaine est une corporation,
publique ou privée, instituée en vertu d'une charte
constitutionnelle, acte qui lui confère l'incorporation, c'est-à-dire la personnalité civile.

Cet acte juridique précise: sa désignation
officielle, sa mission qui est d'intérêt public,
son but, qui peut être confessionnel, ses franchises, le droit de posséder, d'aliéner et d'ester en
justice.

L'université est un ensemble de collèges, c'est-à-dire d'écoles de haut enseignement; mais souvent le mot collège est synonyme d'université. Il en est ainsi pour *Columbia College*, un des plus connus d'Amérique.

Mais la République nord-américaine n'est qu'une fédération d'Etats unis les uns aux autres par quelques lois communes, et pour le reste, complètement libres et ayant leur constitution spéciale. Les universités américaines se ressentent de cet état de choses. Elles diffèrent l'une de l'autre suivant les Etats auxquels elles appartiennent. On conçoit dès lors qu'il y ait une grande diversité dans les détails de leurs lois fondamentales et dans leur organisation.

Aussi établit-on trois grandes divisions relatives à la distribution géographique des institutions. Nous commencerons par étudier rapidement les systèmes de l'Est, puis ceux de l'Ouest, et nous dirons quelques mots de ceux du Sud.

* * * *

La région de l'Est comprend les Etats suivants: New-York, New-Jersey, Pennsylvanie, Vermont, Connecticut, Massachusetts, etc.

Au commencement du xviie siècle, il était de bon ton de ridiculiser les femmes professeurs, celles qu'on appelait les dames d'écoles, qui, il est vrai, n'enseignaient guère que quelques notions élémentaires. C'étaient des femmes âgées ou des veuves. On les persécutait au point de faire le siège de leurs maisons. Longtemps on se contenta d'enseigner la civilité puérile et la lecture, pendant la saison d'hiver seulement. Ce n'est qu'en 1789 que la profession de maîtresse d'école fut reconnue par la loi. Plusieurs académies de jeunes filles avaient été instituées quelques années auparavant, et le mouvement d'éducation faisait des progrès : il était déjà de bon ton d'avoir de l'instruction.

Et cependant, bien qu'une société d'enseignement supérieur des femmes se fût fondée à Boston, les professeurs de Harvard y déclaraient encore, jusque dans ces dernières années, qu'il n'y avait pas lieu d'admettre les femmes aux écoles latines, que la langue grecque ne leur convenait pas, et que ce qui était un tonique mental pour les garçons devenait dangereux pour les filles ; à Boston encore, on leur refusait l'entrée de la bibliothèque publique.

Les Bostoniennes devaient se rendre à Oberlin,

où il n'y avait, quant à l'instruction, aucune différence de sexe ni de race, jusqu'à ce que, en 1869,
fut fondée, en concurrence avec l'Université
Harvard, celle de Boston qui admettait le système
co-éducatif.

Mais si toutes les résistances n'étaient pas vain-
cues, l'initiative privée déployait une grande activité et fondait une série de collèges pour femmes,
admirablement organisés ; il se créait même des
collèges affiliés aux grandes universités.

On avait, dès lors, deux systèmes de collèges
universitaires : les collèges féminins et les collèges co-éducatifs, avec ou sans annexes.

Les collèges féministes importants sont ceux de
Vassar (1), Smith, Wellesley (2) et Bryn-Mawr.

---

(1) L'annuaire de l'Ecole porte la devise du fondateur :
« *It occurred to me that woman, having received from her
Creator the same intellectual constitution as man, has the
same right as man to intellectual culture and development.
It is my hope to be the instrument in the hand of Providence of founding an institution which shall accomplish
for young women what our Colleges are accomplishing for
young men.* » *Matthew Vassar.*

(2) La devise de Wellesley est : « *The one great true
ideal of higher education which the noblest womanhood
demands is the supreme development and unfolding of
every power and faculty. It is the ideal of the highest
learning in full harmony with the noblest soul, graced by
every charm of culture, useful and beautiful because
useful. It is the ideal of feminine purety and delicacy and
refinement giving their luster and their power to the most
absolute science; of woman learned without infidelity,
wise without conceit.*

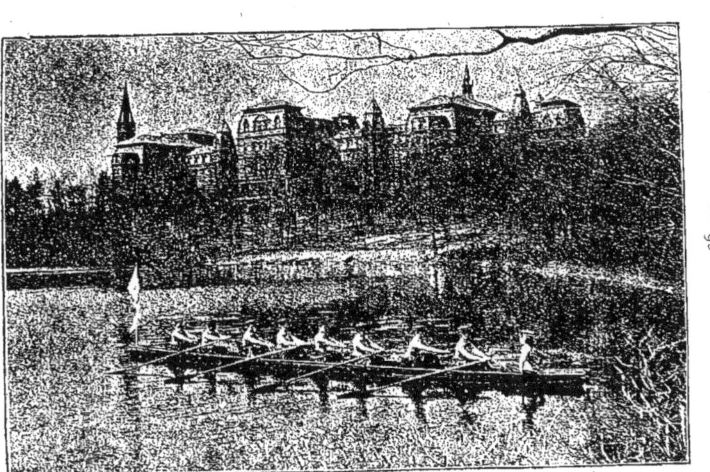

COLLÈGE WELLESLEY

Nous ne dirions que quelques mots de leur orga-nisation et de leur mode de fonctionnement. La description de trois d'entre eux a, du reste, été faite récemment par M. Bonet-Maury (1).

Parmi leurs fondateurs, nous trouvons, comme à Oberlin, un nom français, celui de l'avocat Durant qui dota Wellesley.

La direction, la discipline et l'administration sont concentrées en une seule main ; elles sont confiées à une directrice, assistée de plusieurs suppléantes (Wellesley), à une surintendante (Vassar), ou bien à un président et une présidente (Smith).

L'élément masculin entre dans la Faculté selon des proportions diverses : tantôt les hommes sont en majorité, tantôt il n'y en a que quelques-uns. Parfois elle se compose exclusivement d'hommes : Bryn-Mawr est provisoirement dans ce cas.

Le nombre d'étudiantes est de 5oo à 8oo. Les études durent trois ans et se divisent en cours clas-siques, littéraires et scientifiques ; elles aboutissent au baccalauréat ès-arts, ès-lettres ou ès-sciences.

---

(1) G. BONET-MAURY. Une visite aux Collèges d'ensei-gnement supérieur des jeunes filles aux États-Unis. *Revue internationale de l'enseignement.* Quatorzième année, n° 1, 15 janv.1894, p. 1-12.

L'âge d'entrée est de 17 ans environ.

Les *halls* sont, en général, séparés l'un de l'autre et plus ou moins nombreux ; ils peuvent renfermer de 10 à 5o élèves, rarement plus ; ils sont dirigés par une intendante, qui exerce ses fonctions en véritable mère de famille.

Plusieurs institutions ont des annexes importantes: un observatoire, une galerie des beaux-arts, une bibliothèque et toujours un gymnase. Celui-ci est parfois appelé *Callisthenium* ; il est pourvu d'un bassin de natation et même d'un champ de courses. Un médecin-femme, attaché à l'établissement, annote et surveille l'anthropométrie médicale des élèves et prescrit les exercices de gymnastique (suédoise ou autre). Elles ont aussi leur « fraternité » aux initiales grecques. A Wellesley, les sociétés *Phi Sigma* et *Zeta Alpha* s'occupent principalement de littérature. Disons enfin que la situation de ces collèges au milieu de sites pittoresques et salubres, et leur caractère architectural en font des établissements de premier ordre. (1)

---

(1) Signalons le fait suivant, fort curieux et mentionné par Coubertin : A New-York, tout le monde est occupé dans le milieu de la journée ; c'est alors que le magnifique gymnase (de Berkeley School), les douches, la piscine, les *bowling alleys*, sont envahis par la jeunesse…, puis,

*
* *

Quant aux *collèges affiliés*, ils sont très intéressants.

Columbia refusant de donner l'instruction aux
femmes, celles-ci fondèrent le Collège Barnard en
1889. On y reçoit l'enseignement de membres de
la Faculté de Columbia, qui confère aussi les
diplômes. Il en est de même au Collège Radcliff
où l'on recevait autrefois l'instruction des professeurs de Harvard, mais dont les diplômes devaient
être obtenus ailleurs et n'étaient pas contresignés
par le Président ni revêtus du sceau de l'Université. Depuis décembre dernier, c'est Harvard qui
délivre ces diplômes. Quant au Collège Eveleyn,
il reçoit l'enseignement de Princeton, mais ses
diplômes sont délivrés par lui-même.

*
* *

La région de l'Ouest comprend les états et territoires suivants :

---

vers six heures, les membres viennent à leur tour faire
du trapèze et nager.... Le plus curieux c'est que la société
des administrateurs vient de s'adjoindre un club athlétique
pour les femmes ; c'est le seul dont j'ai encore entendu
parler. Une entrée séparée donne accès à un gymnase
dont les appareils sont appropriés aux besoins du beau
sexe.

Ohio, Michigan, Indiana, Illinois, Wisconsin, Minnesota, Iowa, Missouri, Kansas, Nébraska, Dakota du nord, Dakota du sud, Montana, Colorado, New-Mexico, Arizona, Nevada, California, Oregon et Washington, puis le Wyoming, l'Utah et l'Idaho.

Dans cette région, par suite de la loi dont nous avons parlé, la situation est spéciale. L'Université est en rapport direct avec la *High School*, dont elle est la continuation. (1) Ces *High Schools* ont presque partout adopté le système co-éducatif; en outre, les universités sont subsidiées soit par l'Etat, soit par la taxe scolaire, à laquelle

---

(1) Les écoles se divisent comme suit :

1º *Primary schools*, salles d'asile de France, mais les enfants y restent jusque vers huit ans.

2º *Grammar schools*, répondant aux écoles primaires, les enfants y restent jusque vers 14 ans.

Donc dans les unes et dans les autres, deux ans de plus que chez nous.

3º *High schools* ne répondant à rien de ce qui existe en France. Ces écoles supérieures se divisent en deux branches : *The english high school* et *the latin public school*.

Cette école est gratuite et la durée des études y est de quatre ans. A la différence de ce qui existe à Providence, les enfants de chaque sexe ont leur école à part, et on ne parait pas faire grand cas du système qui consiste à les réunir. (D'Haussonville. A travers les États-Unis. Paris, 1883, p. 258.)

contribuent les deux sexes. Dès lors, d'après la théorie admise, les deux sexes ont les mêmes droits à l'éducation.

La co-éducation y est admise d'une façon constante depuis 1871. Il faut remarquer que le genre de vie des colons, qui charge la femme de certains travaux attribués d'ordinaire à l'homme et réciproquement, prépare d'ailleurs, de la façon la plus naturelle, un terrain favorable à la co-éducation.

Cependant, plusieurs gouvernements ont beaucoup tardé à appliquer ces lois. Aussi, les sectes religieuses ont-elles tiré parti de ce peu d'empressement, en élevant des établissements confessionnels, appelés *sectarian*, par opposition avec les *unsectarian* ou éclectiques. Les premiers comprennent ceux des Congrégationalistes, des Disciples, des Réformés, des Luthériens évangélistes et non évangélistes, des Baptistes, des Méthodistes, etc. Les Eclectiques pourtant ont en général une Eglise annexée à l'institution, mais les diverses sectes religieuses peuvent disposer du temple à des heures déterminées.

Des Collèges ont été élevés parfois à côté d'une Eglise, dans des endroits habités à peine par quelques familles. Mais le succès ne pouvait pas toujours répondre à l'attente des fondateurs. Aussi plusieurs de ces entreprises ont-elles échoué, tandis que, d'autre part, on demande la suppression de plusieurs autres ou leur fusion.

La secte méthodiste est celle qui a montré la plus large tolérance : elle a admis de bonne heure les femmes dans ses établissements, et même dans leurs conseils d'administration. Elle a même créé en 1842 le premier Collège pour femmes conférant les diplômes de bachelier en sciences et de bacheliers ès-arts. En 1889, on comptait 165 collèges co-éducatifs. Seuls les catholiques romains, les Episcopaliens et les Luthériens n'admettent pas ce système.

Selon ce système, l'enseignement des deux sexes se fait dans le même établissement; les élèves se rencontrent aux mêmes heures de récréation, mais logent dans des bâtiments séparés. La plupart ont admis la femme dès la fondation. Quelques-uns l'ont admise avant l'étudiant ; les derniers établis les admettent sur le même pied.

Quelques-uns de leurs règlements ne laissent pas la question de mariage dans l'ombre, et défendent les mariages pendant le cours des études.

Néanmoins, plusieurs prétendent — mais la preuve de cette affirmation reste à faire — que le caractère de l'étudiant dans l'Ouest est plus sérieux que dans l'Est.

On a reconnu, pourtant, qu'il fallait imiter l'exemple donné par les collèges de l'Est et créer des pensions et des logements, des *halls* spéciaux pour les étudiantes. A *Ohio Wesleyen University* on en a construit qui peuvent loger jusqu'à soixante personnes. De même à l'Université de Chicago, où les *halls* pour femmes ont leur pension et leur dortoir.

Et l'on désire même voir un plus grand nombre de femmes faire partie des Conseils d'administration et des Facultés universitaires.

Nous avons écrit ailleurs, à propos d'une université de l'Ouest, celle d'Ann Arbor : « Un fait qui frappe lorsque l'on parcourt l'Université, c'est le nombre de femmes étudiantes qu'on y rencontre. Elles sont 400 environ sur 2,900 élèves. Si elles m'ont paru avoir un air délibéré, je n'ai pas constaté chez elles cet « abominable sang-froid de nihiliste russe » dont parle un auteur français.

Là existe le système de la co-éducation pratiqué du moins d'une manière incomplète. Certains cours se donnent parallèlement, mais séparément aux deux sexes. Nous y avons vu par exemple les étudiantes disséquer dans une salle spéciale. Mais à San-Francisco jeunes gens et jeunes filles dissèquent ensemble comme à Paris et à Bruxelles.

*
* *

Les provinces du Sud, à part le Maryland et le territoire de Colombie, ne nous présentent rien de particulier, tant au point de vue de l'enseignement en général, que de l'enseignement médical. Et pourtant cette région a produit des femmes d'un grand talent et d'un grand courage, qui se sont distinguées dans la lutte contre l'esclavage et dans la guerre de Sécession. Mais c'est là aussi que nous pouvons être témoins de scènes analogues à celle que mentionne M. Coubertin : une femme élégante, dont la blancheur du teint est à peine altérée par un imperceptible mélange de sang nègre, est entraînée par le conducteur, du car où elle est montée dans un autre car, sale et inconfortable, réservé aux noirs et aux fumeurs.

Les principaux établissements du sud sont l'Université de l'Etat Tulane à New-Orléans, celles de Mississipi et de Texas. Signalons les Universités

industrielles pour femmes de Géorgia et de Columbus (Mississipi). Très nombreux sont les semi-
collèges. Beaucoup de collèges américains, du
reste, qui se décorent de ce titre ou de celui d'université, et prétendent à l'enseignement supérieur,
ne correspondent, dans l'échelle de l'instruction,
qu'aux lycées français.

L'Université Vanderbild de Nashville (Tennessee),sans ouvrir largement ses portes à l'élément
féminin, ne les lui ferme pas absolument. Il est
malheureux qu'une des institutions les plus sérieuses, l'Université Virginia de Charlottesville,
n'admette pas encore d'étudiantes.

Sous ce rapport la différence entre le Sud et
l'Ouest est considérable, car alors que Tulane
n'admet pas les noirs, mais a une section féminine,
Oberlin n'établit de distinction ni de sexe ni de race.

L'accès de la femme aux universités et la co-
éducation se sont pourtant généralisés dans le Sud
presque tout entier, mais à une date très récente.

*
* *

On voit par conséquent que si on excepte certains collèges de l'Est qui ont adopté le système
de l'affiliation ou de la séparation, la co-éducation
est la règle en Amérique.

A ce propos, rappelons que l'un des principaux reproches formulés contre le système était d'efféminer les hommes et de viriliser les femmes, c'est-à-dire de communiquer à celles-ci une liberté d'allures et une brusquerie quasi masculines. Mais l'on trouve que l'étiquette plus stricte et la civilisation plus complexe des anciens Etats y rend le système de la séparation plus avantageux.

Cependant on ne saurait nier que la co-éducation n'ait exercé la meilleure influence. Le fait suivant, sans grande importance sans doute, mais bien suggestif, le prouve :

Les étudiants des quatre années s'appellent respectivement *freshman* (nouveaux), *sophomores* (remplis de science, présomptueux) (1), *juniors* et *seniors*. Ces deux dernières classes ne se mêlent généralement pas aux *freshman* et aux *sophomores*. Mais ceux-ci se rencontrent souvent et forment des groupes hostiles dont l'inimitié donne parfois lieu à des scènes brutales. Depuis l'admission des femmes, ces hostilités permanentes tendent à disparaître.

Nous ne pouvons mieux terminer cette partie de notre étude que par deux citations. La première

____

(1) Σοφός, sage et Μωρός, fou.

est empruntée à M. Compayré, recteur de l'Uni_
versité de Montpellier :

« Soutenues par l'esprit public, a écrit M. Compayré, protégées par le gouvernement de chaque
Etat, comment les universités des Etats-Unis ne
réussiraient-elles point? Elles ont, d'ailleurs, les
femmes pour elles. Un des traits des plus caractéristiques de l'éducation américaine, c'est que la
femme y participe plus qu'en aucun pays du
monde. »

A propos de la description des trois collèges dont
j'ai parlé, M. Bonet-Maury a écrit :

« Le premier devoir d'une éducation, c'est de développer dans la jeune fille cet idéal de douceur et
de curiosité pour la vérité, de délicatesse et de
beauté morale, que le créateur a mis en germe
dans son âme et qu'expriment si bien les mots :
womanhood, womanlike; voilà son apanage spécial
et la plus belle fleur de sa couronne. Si l'éducateur
ne réussit pas à faire épanouir toutes les feuilles de
cette rose, c'est que sa méthode aura été défec-
tueuse. »

Dès lors, la femme reçoit avec la plus grande facilité l'éducation dans les établissements les plus

riches et les mieux aménagés. On a fait à ce propos les évaluations suivantes :

New-Haven aurait une fortune de 18 millions de francs, Chicago de 35 millions, Cornell de 47 millions, Harvard de 65 millions, Columbia de 70 millions et San-Francisco de 125 millions. Columbia dépense annuellement 3,500,000 francs et Harvard près de 5 millions. (1)

On peut prévoir qu'avec de telles institutions, l'éducation scientifique de la femme américaine doit prendre bientôt un rapide essor et que les Etats-Unis, sous ce rapport comme sous tant d'autres, semblent, ainsi que nous le disions au début de cette causerie, marcher à l'avant-garde du progrès.

II. Enseignement médical.

Nous diviserons l'histoire de la médecine pratiquée par les femmes en trois périodes.

La première est caractérisée par l'absence d'institutions d'enseignement pour les femmes. Elle s'étend jusqu'en 1848.

(1) Voir R. KUKULA UND K. TRÜBNER. Minerva. Iahrbuch der gelehrten Welt. II[er] Jahrg. 1892-1893. Strasbourg.

Pendant la période coloniale de l'histoire américaine, les accouchements sont exclusivement
pratiqués par les femmes qui voyagent partout, à
travers bois et champs. La profession médicale
n'est pas même organisée; un siècle et demi
s'écoula depuis le premier établissement de colons
sans qu'aucun gouvernement s'occupât de cette
matière ; le premier journal spécial parut à la fin
du xviiie siècle et la première dissection ne fut faite
à New-York qu'en 1750. Il était d'usage, pour les
jeunes gens qui commençaient l'étude de la médecine, d'entrer comme « apprentis réguliers » pour
un terme de quelques années, chez un praticien
qui, en échange de leurs services, leur donnait
une instruction spéciale. Souvent même, l'étudiant
se contentait de se faire inscrire à l'office du docteur, d'avoir l'autorisation de consulter les livres
de sa bibliothèque, et il recevait le certificat qui lui
était nécessaire pour se faire diplômer dans l'établissement de son choix. Au commencement de ce
siècle, il n'existait encore que quelques écoles
médicales d'importance relative.

Cependant plusieurs médecins, vers 1770,
avaient déjà fréquenté les écoles d'Europe. La
Révolution survint ; un certain nombre d'entre eux

furent employés dans les hôpitaux militaires et la
profession commença à s'organiser. Ces praticiens
appliquèrent leurs premiers efforts à faire interdire
aux femmes la pratique des accouchements. Il est
vrai que la science obstétricale avait accompli des
progrès considérables en Europe et que plusieurs
médecins en étaient revenus s'établir comme
spécialistes et enseigner l'art des accouchements.

Mais bientôt des discussions très vives s'engagent
et les journaux se déclarent, les uns partisans,
les autres adversaires de la femme accoucheuse.
Les uns trouvent le système des accoucheurs
« indélicat », « immoral », « non naturel ». Les
autres émettent, dans un sens opposé, des opinions
tout aussi intransigeantes.

Cependant, pendant longtemps, tout le matériel
des écoles fut réduit à un mannequin d'études, qui
était placé dans quelque salle de lecture.

Mais la création de l'Association médicale américaine, en 1844, allait exercer l'influence la plus
heureuse et relever le niveau des études. C'est à
cette époque que nous arrivons aux premières
manifestations du mouvement féministe.

*
* *

Nous entrons dans la deuxième période, qui date de 1848 et se caractérise par l'établissement d'institutions d'enseignement destinées aux femmes. C'est en cette année qu'est fondée, à Boston, la première école médicale pour femmes, *the Gregory Medical School.* Mais ses ressources étaient trop modestes et son enseignement laissait à désirer. Elle dut se fusionner plus tard, en 1874, avec l'Université de Boston qui, malheureusement pour la cause féministe, est homéopathe.

Le mouvement s'était déjà accentué quelques années auparavant. Six femmes, écrit Mme Jacobi, avaient demandé à être admises aux écoles médicales. Miss Élisabeth Blackwell s'était adressée à douze d'entre elles. Seule, la Faculté de Genève (New-York), aujourd'hui fusionnée avec celle de Syracuse, après avoir soumis la demande à l'appréciation des étudiants, l'accueillit. Après trois ans d'études, Miss Blackwell reçut, en 1849, le diplôme de médecin, le premier qui eût jamais été décerné à une femme au monde, puis elle passa deux ans en Europe, notamment à Londres et à la Maternité de Paris.

Sa sœur ne fut pas reçue à Genève, mais à

Chicago, et seulement pour un an ; puis elle fut admise pendant quelque temps aux cliniques de Belle-Vue de New-York, et obtint son diplôme à Cleveland (Ohio). Elle se rendit aussi à Paris et à Londres, et devint une élève très distinguée de l'accoucheur Simpson, d'Édimbourg.

Miss Hunt attendit trois ans que l'École médicale Harvard l'accueillît. Mais un incident vint compliquer les choses. Trois étudiants noirs s'étaient fait inscrire. Les autres protestèrent et menacèrent de passer à l'Université Iale ; en même temps, on annonçait l'apparition d'une femme parmi eux. On ne pouvait tolérer, disait-on, cet amalgame de sexes et de races. Miss Hunt fut évincée.

Cependant, dès 1850, se fondait un deuxième collège médical pour femmes, celui de Philadelphie, qui, après des débuts très difficiles, parvint à s'établir sur des bases solides. Il avait d'abord un programme et des ressources insuffisants, et était en butte aux attaques de la société médicale du comté, qui le déclarait irrégulier. Une femme-médecin s'établit, sur ces entrefaites, à Philadelphie : un pharmacien refusa d'exécuter ses prescriptions en disant qu'elle ferait mieux « de rentrer

chez elle et de remailler les chaussettes de son mari ».
Le mot femme-médecin était tourné en ridicule,
on en faisait même un surnom méprisant. Il avait
d'ailleurs été usurpé par une célèbre « aborti-
viste ». Bientôt la société de Philadelphie défendit
à tout médecin, sous peine d'exclusion, d'enseigner à l'école féministe, ou d'avoir une consulta-
tion avec un professeur de cette école, qui était
considérée comme une maison empestée, autour
de laquelle il fallait établir un véritable cordon
sanitaire.

Les sœurs Blackwell rentraient alors à New-
York, et, avec l'aide de Mme Zakrewska, qui avait
étudié à Berlin, elles fondèrent, en 1854, *the New
York Infirmary*, qui ne fut d'abord qu'une policlinique.

Dans l'intervalle le mauvais renom de la femme-
médecin les atteignit, et elles parvinrent à peine
à trouver un logement. On donnait comme pré-
texte de cet ostracisme la mauvaise réputation de
leurs travaux. Néanmoins elles annexèrent à leur
institution, quelques années plus tard, un service
hospitalier. Ces trois femmes étaient les médecins
de l'établissement ; celui-ci possédait aussi des
médecins consultants en renom : Smith, Wood et

Parker. Le corps médical de New-York se montrait du reste assez indifférent à l'égard des femmes-médecins.

Un collège fut annexé en 1865 à la New-York Infirmary.

En 1861, un hôpital était joint au collège de Philadelphie à la suite d'un incident curieux. Les ressources étaient épuisées: elles n'étaient même plus suffisantes pour subvenir à la location des bâtiments. Mme Ann. Preston, la directrice, avait pourtant obtenu pour ses élèves l'autorisation de fréquenter un hôpital, *the Blockley Almshouse*. Un jour, dans le but de jeter le trouble, on introduisit brusquement dans la chambre où se trouvaient les étudiantes un homme nu. Cette plaisanterie de mauvais goût, jointe aux vexations de toute nature, n'eut d'autre effet que d'activer le zèle de ces femmes, qui, immédiatement se mirent à la recherche des fonds nécessaires pour acheter une maison où elles pussent recevoir des malades. Bientôt après, un particulier, M. Pierce, légua 100,000 dollars à leur œuvre. Ainsi furent construits le collège actuel et, peu de temps après (1861), l'hôpital. L'instruction clinique des femmes est créée.

Le troisième hôpital, *the New England Hospital*

for Women and Children, de Boston, date de 1862, et une femme, enthousiasmée par les talents de Zakrewska, sa fondatrice, fit donation de sa fortune à l'institution.

En 1865, immédiatement après la guerre civile, un quatrième hôpital fut fondé à Chicago ; la plupart des personnes qu'il secourait étaient des femmes, des veuves et des enfants de soldats ; il y venait même, du Sud, des gens de couleur.

Le cinquième hôpital fut établi à San-Francisco, en 1875, sous le nom de *Pacific Dispensary* ; il contient 110 lits.

Le sixième s'éleva en 1882 à Minneapolis, à côté de la riche université de cette ville.

Nous avons aussi six collèges médicaux dirigés par les femmes aux Etats-Unis ; si nous y ajoutons ceux de Toronto et de Kingston, fondés en 1883, mais peu importants, cela nous donne un total de huit pour l'Amérique du Nord.

Mais de nombreux collèges, ceux de l'Ouest surtout, avaient déjà admis les femmes. D'après les principes en cours dans ces régions, en effet, les jeunes gens des deux sexes ont les mêmes droits à l'éducation supérieure comme étant les enfants de citoyens qui subventionnent l'enseignement par leurs contributions. C'est l'application d'une règle aussi simple à l'enseignement supérieur qui résolut rapidement là cette question de la co-éducation médicale des sexes.

Et l'on prévit même les difficultés qui pourraient surgir : on dédoubla dans quelques collèges les cours d'obstétrique, de gynécologie et quelques sections de médecine interne et de chirurgie. Mais les cliniques restent identiques, de même que les examens.

Il peut, en tout cas, paraître étrange au premier abord que ce soient surtout les écoles d'une valeur secondaire, les écoles « irrégulières » qui aient été les premières à admettre les femmes, tandis que Columbia, Harvard, Johns Hopkins continuaient à opposer un refus opiniâtre à l'admission des étudiantes.

*   *
*

La troisième période est caractérisée par la reconnaissance officielle de la profession. Nous pouvons la dater de 1876, époque où ce résultat fut effectué par l'Association médicale américaine. Plusieurs autres sociétés pourtant avaient déjà admis les femmes parmi leurs membres.

Il en était ainsi de celles d'Iowa, de Kansas, de New-York, d'Ohio, de Vermont.

Les résistances les plus vives venaient de la société médicale du comté de Philadelphie. Mais une société peu importante, celle de Montgomery, près de Philadelphie, porta un défi à sa puissante voisine en ouvrant ses rangs aux femmes. La question fut élargie et portée devant l'Association médicale américaine, composée des délégués de toutes les sociétés d'Etat et se réunissant une fois par an. Elle fut discutée dans la réunion de 1871. On y avança ce fait que les collèges pour femmes valaient mieux sous beaucoup de rapports que certains collèges représentés à l'association, et qu'ils donnaient une instruction clinique peu ordinaire. Mais un orateur, dépité d'avoir été démissionné, pour son incapacité, du service chirurgical à l'hôpital pour femmes de Boston, prétendit que l'équilibre cérébral instable de la femme, variant chaque mois, lui enlevait toute responsabilité. Un féministe lui répondit que bien des praticiens ne varient pas d'opinion une fois par mois, mais tous les jours. Il est probable que les expressions de « porte de l'enfer », de « sentinelle de Lucifer », appliquées parfois à la femme par les puritains et les dévôts y furent aussi prononcées.

L'admission des femmes fut rejetée. Mais en 1876, une femme, déléguée par la société médicale de l'Etat de l'Illinois, fut reçue à l'association. La question fut ainsi résolue en fait.

Aussi en 1882, 17 sociétés avaient-elles déjà 115 membres-femmes; celle de New-York en comptait 42.

En même temps, un progrès considérable fut réalisé : la femme entra en qualité de médecin dans plusieurs hôpitaux.

C'est l'hôpital du Mont-Sinaï, de New-York, qui, le premier, dès 1874, nommait une femme médecin-résident. Mme Putnam-Jacobi et une autre femme y annexèrent plus tard un dispensaire. En outre, l'Ecole des Diplômés nomma Mme Putnam-Jacobi professeur de pédiatrie.

Plusieurs grands hôpitaux ouvrent aussi leurs portes aux femmes. Si l'hôpital Massachusetts est réservé aux étudiants d'Harvard, l'Hôpital de la Cité permit aux femmes de fréquenter ces cliniques en 1886; pourtant elles ne peuvent assister aux opérations qu'une fois par semaine.

Nous savons que l'université Harvard vient de s'adjoindre, avec tous les privilèges de l'institution, l'annexe Harvard des femmes sous le nom de collège Radcliff. Dans cette importante institution, la question est donc résolue. L'étudiante peut se procurer le logement et la pension à des prix très modérés, et même être secourue par des prêts d'argent. Enfin il lui est possible d'obtenir une remise des frais d'études ou la gratuité de la pension ; il lui suffit, en-dessous de 21 ans, d'accompagner sa demande d'une attestation de ses parents. Il existe aussi deux bourses, l'une de 1,000, l'autre de 1,500 francs, que les étudiants peuvent recevoir au concours.

Enfin, un événement considérable et qui assure définitivement un rôle élevé aux femmes dans l'éducation médicale, c'est que l'université américaine la plus célèbre, Johns Hopkins, dont le rôle est surtout le haut enseignement, vient de les admettre aux mêmes termes et droits que les étudiants à la suite d'une donation de 2,600,000 francs, faite par Miss Garrett et un comité de femmes, etc., portant cette condition.

* * *

Il y a plus de 2,000 femmes-médecins aux Etats-Unis ; elles sont surtout en grand nombre à

New-York, à Philadelphie et à Chicago. Elles sont
en général établies dans les petites villes et dans
les campagnes. Beaucoup d'entre elles gagnent
3,000 dollars par an, d'autres 10,000, et quelques
unes environ 20,000.

Plusieurs s'adonnent à la gynécologie, à la
pédiatrie ; d'autres sont attachées aux sections
féminines des prisons et des asiles d'aliénés, qui,
d'après les lois de certains Etats, doivent être
dirigées par des femmes-médecins ; il en est qui
s'adonnent spécialement à la pratique de la chirurgie d'une façon remarquable. J'ai vu à l'hôpital
féminin de Philadelphie plusieurs cas de chirurgie
abdominale fort bien réussis. Pourquoi, du reste,
n'en serait-il pas ainsi ? Les grandes découvertes
modernes, l'anesthésie, l'hémostase, l'antisepsie,
l'asepsie, la simplification de la technique, permettent au chirurgien d'opérer sans émotion et
dans un calme absolu.

Nous croyons qu'il n'est pas sans utilité de
décrire ici ce Collège médical pour femmes de
Philadelphie, que nous avons eu l'occasion de
citer à différentes reprises. Nous le choisissons
entre tous comme établissement type. Il est, en
effet, organisé dans son ensemble d'une façon

remarquable, bien qu'il existe encore des déside-
rata que nous allons signaler.

*
* *

Collège médical pour femmes de Philadelphie.

« Woman's Medical College of Pennsylvania »

131, South 18th Street, à proximité du fameux
Collège Girard. Cet établissement, en briques
rouges, n'a pas l'aspect monumental que nous
rencontrons ordinairement. L'institution a été fondée en 1850, malgré de grandes difficultés ; elle a
rencontré, vous le savez, dans sa carrière, et, grâce
à l'énergie constante de ses administrateurs,
surmonté de nombreux obstacles. Elle était antérieu-
rement dirigée par Mme Rachel Bodley, une femme
de talent. Sa directrice actuelle est Mme Clara
Marshall, qui nous a fourni de très bonne grâce,
quelques renseignements sur la femme-médecin
aux Etats-Unis, établissement qu'elle dirige.

Ce Collège médical pour femmes est la plus
réputée des écoles de ce genre en Amérique. Le
nombre d'élèves y est d'eviron 210 ; depuis sa
fondation il a délivré 688 diplômes de docteur.
On y compte des étudiantes de l'Angleterre, du

Danemark, de la Russie, de la Syrie, de l'Inde, du Japon, et de l'Australie; plusieurs « doctoresses » qui en sont sorties, se sont établies en Chine, en Allemagne et même en France. Les études y sont bien organisées, mais leur durée — trois ans — n'est guère suffisante. De plus, l'examen d'entrée qui comprend, entre autres quelques éléments de latin, n'est pas assez rigoureux. Il est vrai que les meilleures écoles de médecine n'ont qu'un programme de quatre ans, et encore ce programme n'a-t-il été adopté que tout récemment. Nous sommes persuadé que *Woman's College* suivra ce mouvement de progrès.

Le minerval, y compris l'entérinement du diplôme est de 365 dollars, soit 1,916 francs. Et pourtant les frais d'études complètes ne s'élèvent guère à plus de 4,000 francs. L'instruction est donnée exclusivement par des femmes.

Nous avons retrouvé là tous les laboratoires spéciaux : de physiologie, d'anatomie, de bandages, de chimie, etc., mais ils ne sont pas bien riches. La salle de dissection se trouve, comme dans beaucoup d'écoles américaines, à l'étage supérieur ; elle est pourvue de six tables et commodément éclairée. Remarquons que les déchets

anatomiques sont descendus directement au sous-
sol, dans un four crématoire, par un appareil
spécial.

A la bibliothèque, nous avons rencontré de
nombreuses publications féministes. Comme les
autres collèges, celui-ci possède aussi son association d'anciennes étudiantes.

A côté se trouve l'*hôpital*, également bien or-
donné. La salle d'opérations est aménagée comme il
convient. Nous y avons vu des cas de chirurgie
intéressants, entre autres de laparotomie. Tous
les services sont dirigés par des femmes. Les
élèves du collège y sont reçues comme internes ;
elles peuvent aussi l'être dans certains hôpitaux de
Philadelphie. Dans l'hôpital dépendant du collège
Jefferson, le service de directrice surveillante est
fait par des « doctoresses ».

Il nous reste à dire quelques mots d'un élément
très intéressant du personnel hospitalier ordinaire,
des *nurses*.

On désigne sous ce nom les infirmières-surveil-
lantes. Leur éducation professionnelle est complète,
car elles ont fait des études dans les *Nurses' Houses*.

Quant à l'aspect extérieur, elles n'ont rien à envier à la plupart des nôtres; leur mise est très soignée : à Roosevelt et à Presbyterian, leur uniforme se fait remarquer par sa blancheur. Ce sont elles qui prennent et annotent, avec le plus grand soin, la température des malades. Dans les opérations, elles constituent des aides fort utiles ; à Roosevelt et à Johns Hopkins, pour ne citer que ces deux hôpitaux, on ne commet pas une faute d'asepsie, et nous savons que l'on ne pourrait pas dire cela à propos de tous nos médecins. A Pennsylvania, elles distribuent même les médicaments, qu'elles conservent dans une armoire spéciale, préparés seulement en solution ou en pilules.

La première institution d'un personnel d'infirmières a eu lieu en 1863, à *New England Hospital*.

La candidate, après avoir obtenu l'autorisation du personnel exécutif, est reçue comme élève, *pupil*, de l'école. Elle doit avoir de 24 à 40 ans, avoir un certificat de moralité et de santé, et remplit un questionnaire, dont le caractère pratique est bien américain : est-elle ou non mariée, quel âge ont ses enfants, quelle est sa taille et son poids ?

Ses études durent deux ans, elles sont accompagnées d'exercices pratiques sous la direction d'une infirmière en chef (*superintendant of nursing, head nurse*). ou de son adjointe. La candidate est attachée successivement aux différents services, y compris à celui des convalescents. Son instruction terminée, elle obtient un congé de quelques semaines, puis est attachée à la pratique privée pendant huit mois.

Son domicile est l'hôpital, lorsque ses services ne sont pas demandés ailleurs, et l'école paye la pension de celles qui ne sont pas en fonctions. Dans la plupart des hôpitaux, la *Maison des Infirmières* est annexée à l'établissement: ainsi à Johns Hopkins. Certaines écoles sont indépendantes, mais les « pupils » reçoivent l'instruction dans les hôpitaux publics ou dans les institutions de charité privée. On exige d'elles des dispositions spéciales, du dévouement ; autrefois on se contentait de choisir des femmes vigoureuses.

Les personnes qui ont besoin d'infirmières pour soigner des malades privés, s'adressent au chef de la Maison; le prix est de 12 dollars par semaine dans l'Etat, et de 15 outre frontières. Il s'est aussi formé des sociétés privées qui tiennent des infirmières à la disposition des familles. Remarquons que des infirmières de couleur sont aussi formées à *New England Hospital.*

* *

Je ne saurais mieux terminer cette causerie qu'en rappelant deux anecdotes, que l'on m'a contées là-bas, et qui mettent en scène d'anciennes élèves de l'école médicale pour femmes de Philadelphie.

On sait que les Etats-Unis, ainsi que d'autres pays, ont établi en Orient des missions confessionnelles auxquelles sont adjointes des femmes-médecins. En 1881, au prix de mille fatigues, on amena d'une distance de 200 lieues, une malade à Mme Reifsnyder en résidence à Shanghaï. Celle-ci pratiqua avec succès l'ovariotomie. C'était le premier sujet opéré non seulement à Shanghaï, mais dans la Chine septentrionale. Le fait produisit une telle impression que les journaux chinois le relatèrent et accompagnèrent même leurs textes d'illustrations. Celles-ci portaient évidemment l'empreinte de l'imagination féconde de leurs auteurs. C'est ainsi que l'une d'elles représente l'opératrice habillée en cérémonie, et qu'elle montre dans le local des spécimens d'anatomie et de pathologie qui, s'ils avaient réellement existé, eussent été des moins rassurants pour la patiente. Pour compléter le tableau, la chambre est ouverte sur la rue, et l'on aperçoit deux spectateurs sur le balcon d'en face s'intéressant vivement à l'opération.

L'auteur de l'article termine par ces phrases fort désobligeantes pour ses compriotes : « Si un patient meurt, il le doit à la destinée et le docteur chinois n'en est pas responsable légalement. S'il survit, il chante l'habileté de son médecin. Ainsi est faite la nature humaine, et le docteur ne doutant de rien, prend tout l'honneur pour lui-même, confiant dans sa science.

» Et pourtant si notre malade n'avait pas rencontré cette doctoresse, il est presque certain qu'elle serait morte. Et si ce médecin n'avait pas diagnostiqué la maladie, qui eût pu pressentir l'existence d'un art aussi divin ? Lorsque les docteurs chinois entendront parler à ce fait, leurs langues seront immobilisées et ils en perdront la tête. »

Comme on le voit, l'auteur de l'article doit passer dans son pays, si fermé aux influences étrangères, pour un original et un novateur. Ce n'est pas un des moindres miracles de la médecine féministe.

L'autre fait, dont je vous parlais, a certainement sa valeur dans les annales déjà glorieuses du féminisme.

Le 12 avril 1886, une femme indoue, la « Pùn-
dita », Ramabai, a été reçue avec éclat à
l'*Association Hall* de·Philadelphie. Sa figure déli-
cate et expressive était rehaussée par la blancheur
de sa robe de veuve. Ramabai était fille d'un
brahme d'un rang élevé, qui avait subi, avec sa
famille, un exil volontaire, pour ses opinions avan-
cées sur l'éducation des femmes. Elle fit de nombreux voyages aux Indes, et, à la mort de son
époux, désireuse qu'elle était de servir la cause de
son sexe, elle se rendit en Angleterre où ses connaissances littéraires lui valurent une chaire de
sanscrit dans un collège féministe. Elle vint en
Amérique pour assister à la cérémonie de la délivrance du diplôme d'une de ses compatriotes,
Joshee. A cette occasion, elle prononça un long
discours dans lequel elle se fit remarquer par la
clarté de ses expressions, sa prononciation correcte
et sa voix musicale.

Joshee obtint le diplôme de docteur en médecine au bout de trois années d'études. C'est la première femme de l'Inde qui ait conquis, en Amérique, un diplôme régulier. Avant de quitter son
pays, elle avait prononcé dans un collège voisin
de Bombay un discours explicatif de ses projets.

Elle s'y posait ces questions : « Pourquoi vais-je en Amérique ? N'y a-t-il pas moyen d'étudier aux Indes ? Pourquoi y vais-je seule ? Ne serai-je pas excommuniée à mon retour au pays ? Que ferai-je en cas d'infortune ? Pourquoi ne ferai-je pas ce qui n'a pas encore été fait par une personne de mon sexe ? »

Joshee avait répondu : « J'irai en Indoue, je reviendrai et vivrai au milieu de mes compatriotes comme une Indoue, d'une façon aussi simple que mes grands-parents et telle que je suis maintenant. » Elle avait alors 18 ans et partit seule. Cela fait grand honneur à son époux qui avait été jusque là son éducateur, et qui ne la retint pas dans le pays alors que ses ressources ne permettaient pas un voyage à deux. Et pendant trois ans les habitants du Nord-Ouest de Philadelphie rencontrèrent journellement suivant tranquillement les rues, cette femme dont la tête ne connut jamais ni un bonnet, ni un chapeau, dont la robe simple de drap semblait être une éloquente protestation contre les folies d'habillement des femmes soi-disant civilisées.

L'explication de ces mœurs se trouve dans le fait que la femme aux Indes qui tente de sortir de son état de réclusion, est censée perdre le caractère

EST

I. — Collèges féminins

	FONDATION
Vassar	1861
Smith	1875
Wellesley	1875
Bryn Mawr	1885

II. — Collèges co-éducatifs

1) DEPUIS LEUR FONDATION — Collèges affiliés

Cornell	1865	(Sage 1875)
Swarthmore	1864	
Boston University	1869	

2) CO-ÉDUCATIFS DEPUIS ......

Pennsylvania	(1764)	1876	
Columbia	(1754)	1889	(Barnard 1889)
Johns Hopkins	(1870)	1893	
Harvard	(1693)	1893	(Radcliff 1879)
Princeton	(1746)		(Evelyn)

OUEST

Dakota du Sud	(1885)	1885
Oberlin (Ohio)	(1833)	1833
Deseret (Utah)	(1850)	1850
Athens (Ohio)	(1804)	1871
Nébraska, etc.	(1861)	1871

I. — Nombre d'étudiantes en 1889 : 25 collèges

Texas	345
Louisiane	77
Autres États	328
	750

SUD

II. — Principales universités

Co-éducatives
- Tulane (Louisiane)
- Texas
- Mississipi
- Vanderbilt

Non féministe : Virginia.

Institutions médicales pour femmes

COLLÈGES — Élèves

1. Philadelphie (1)	1850,	210 en 1894
2. New-York	1865,	80 » 1890
3. Chicago	1870,	137 » 1890
4. Baltimore	1882,	19 » 1894
— Toronto	1883,	40 » 1894
— Kingston	1883,	22 » 1894
5. Cincinnati	1887,	22 » 1894
6. Atlanta	1889,	10 » 1894
7. Minnéapolis		
8. Minnéapolis		
9. Saint-Louis		

(1) Nombre de diplômés depuis 1850 : 688.

HOPITAUX

1. Philadelphie	1861
2. New-York	1854 (New-York infirmary)
3. Chicago	1862
4. Minnéapolis	1882 (Minn. Hospital)
5. San-Francisco	1875 (Pacific Disp)
6. Boston	1862 (N. E. Hosp. for Children)

Admission des femmes aux sociétés de médecine

Iowa, Kansas	1872
New-York, Ohio, Vermont	1875
Californie, Indiana	1876
Association médicale américaine	1876
New-York, Hampshire	1878
Minnesota, Massachusetts	1879
Connecticut	1880
Pennsylvanie, etc.	1881

TOTAL : 17 en 1882

Nombre de femmes médecins

New-York	133	(48 en 1890)
Philadelphie	50	(» 1891)
Boston	30	(» 1891)
Détroit	18	(» 1891)
États-Unis	1. 2434	(» 1880)
	2. 2400 env.	(» 1894)

PROPORTION GÉNÉRALE : 2.5 %

de son sexe. Inutile de dire que si cette émancipation n'est pas toujours désirée par elles, elle
l'est encore moins par leurs maris, qui apprécient
le féminisme par cette phrase dont la naïveté n'est
qu'apparente : « Que ferions-nous sans femmes ? »

V

Les Étudiants

On a dit que l'étudiant anglais présentait un type poli et l'allemand un type batailleur ; l'américain tiendrait le milieu.

Dans l'Est, il entre à l'Université vers l'âge de 18 ans; mais, dans l'Ouest, ce n'est guère que vers 24 ans en moyenne. Généralement, il fait toutes ses études dans le même établissement.

Les écoles recrutent leurs élèves soit dans l'État même, soit aussi outre frontières lorsqu'elles sont renommées.

Pour se perfectionner, un grand nombre d'étudiants des États-Unis se rendent en Europe.

Les différences sociales se manifestent surtout dans les anciens États. Dans les nouveaux (Ouest), il n'en est pas de même : tous peuvent obtenir l'instruction gratuite. Les plus pauvres n'ont donc qu'à subvenir à leurs besoins d'existence. Ils sont parfois obligés, il est vrai, de se livrer, comme en Écosse, à des travaux divers, au commerce, etc. L'instruction est donc, dans l'Ouest, à la portée de tous. C'est du socialisme éducatif appliqué de la façon la plus large.

Certaines associations portent le nom de *Frater- nités* et se désignent par des initiales grecques; la plus répandue est la Φ B K : Φιλοσοφία Βιοῦ Κυβερνήτης, qui a de nombreuses ramifications ou *Chapters*, avec des salles de lecture et des « dormitories ». Comme un grand nombre d'étu- diants font partie de ces « Fraternités », elles ont, on le conçoit, une grande influence, et elles sont même reconnues par les corps professoraux.

Elles ont pour but de resserrer les liens entre les étudiants, de perfectionner leur instruction et de développer leur santé par les exercices physiques. Elles rappellent les *English Clubs* et les corps alle- mands d'étudiants. Le *Membership*, la qualité de membre d'une de ces associations, est en honneur, et peut, dans certaines occasions, être fort utile.

De même qu'en Angleterre, il existe en Améri- que, notamment à Boston et à New-Haven, des écoles ayant adopté le *système résidentiel*. L'Université de Boston-Cambridge possède 12 « dormitories » pouvant loger 973 élèves à des prix compris entre 130 et 1800 francs environ par an. Dans les environs de l'école, on trouve aussi des « dormitories » privés, qui sont plus ou moins sous sa protection.

Mais il y a surtout à mentionner trois institutions spéciales :

1° L'*Association d'alimentation*. Elle occupe, à Boston, un vaste bâtiment, *Memorial Hall*, où 1100 personnes peuvent prendre leurs repas aux prix d'environ 22 francs par semaine. Les étudiants en sont à la fois les administrateurs, les clients et les directeurs ;

2° La *Société coopérative* qui fournit, à des prix très réduits, à ses membres, les livres et tous les objets dont ils peuvent avoir besoin. Pour celle de Boston, le chiffre d'affaires s'élève annuellement à 525,000 francs environ. Les étudiants négocient eux-mêmes les marchés en gros, suppriment les intermédiaires et réalisent ainsi de notables bénéfices ;

3° Le *Club Foxcroft* de Boston. Cette association est composée d'étudiants qui habitent la ville en famille ou à quelque distance de l'école. Dans ses locaux, on trouve une salle d'études, une bibliothèque, qui comprend une collection de périodiques, une salle de lunch. La dépense moyenne est de moins de fr. 17-5o par semaine. Au taux de la vie américaine, ce prix est très modique.

Ces trois associations sont dirigées par un comité choisi au scrutin.

Enfin, signalons-en une quatrième — bien américaine celle-là, — celle des prêts d'objets d'ameublement : la cotisation hebdomadaire est très réduite; en outre, dépôt d'une faible somme à titre de garantie. De plus, certaines universités tiennent à la disposition des étudiants un fonds de prêts d'argent.

Le système résidentiel a, en outre, une grande part dans le développement d'autres institutions qu'on retrouve plus ou moins en France, en Allemagne et en Angleterre.

Ainsi, il existe de nombreux *clubs athlétiques* dans lesquels on cultive différents sports : la crosse, le football, la paume, le canotage, le tir, la natation, la gymnastique, les courses, la lutte, le pugilat, le cyclisme, et, en hiver, le patinage et l'exercice du patin à neige (raquette). La cotisation y est peu élevée. Les sections concourent à certaines époques, soit entre elles, soit avec d'autres écoles : celle de Montréal avec celle de Boston, par exemple.

Les locaux (*halls*) et les terrains de jeux (*campi*) sont souvent très vastes : l'amphithéâtre des champs athlétiques de Boston peut contenir 8,000 personnes ; le *campus* de l'Université Penn-sylvania est aussi très étendu. A New-Haven, on a ouvert l'année dernière un vaste hall de gymnastique, qui est le plus richement aménagé que j'aie vu en Amérique. Généralement, le directeur du gymnase est un médecin qui fait l'examen complet des étudiants, annote et surveille leur anthropométrie médicale, et leur prescrit les exercices de gymnastique, suédoise ou autre.

Ces sections constituent, dans leur ensemble, une vaste maison des étudiants ; il est inutile d'insister sur les services qu'elles rendent. Les frais sont considérables, mais les donateurs sont nombreux en Amérique, et beaucoup de ces institutions sont élevées par des particuliers et soutenues par les étudiants et leurs anciens condisciples.

J'ai aussi visité des *Clubs universitaires* : ils possèdent ordinairement une salle de lecture, une bibliothèque, un restaurant, un salon, parfun soie galerie d'exposit'on de tableaux, et même un « dormitory » d'une douzaine de chambres, où l'on peut séjourner pendant un délai réglementaire d'une semaine.

*
* *

A New-Haven, en arrivant près du « Public Green » on rencontre, suspendues dans les airs, des affiches placées par les étudiants et intéressant le mouvement universitaire. Nous voyons notamment une longue pancarte de toile blanche annonçant une fête prochaine.

Les locaux de ces établissements, analogues à nos écoles moyennes et à nos athénées, sont à proximité de l'Université : ce sont les mêmes *dormitories*, les mêmes pensions (boarding houses) : l'élève n'a pas à se déplacer, il continue, pour ainsi dire, le même genre de vie, en passant de l'Ecole à l'Université. Les sociétés, les clubs, y sont extrêmement nombreux, placés sous le patronage universitaire. On y compte des associations de sport athlétique. Celle de canotage a pour uniforme le jersey de laine blanche décoré d'un Y ; le costume est un peu différent pour les sections du *base-ball* et du *foot-ball*. Les sociétés de *musique* sont au nombre de cinq : la société chorale, la société des mandolinistes et des guitaristes, la société de musique de chambre. La *presse* est représentée par quinze journaux, dont neuf appartiennent aux étudiants; quelques-uns sont quotidiens. Les anciens élèves (*Alumni Association*) ont leur local dans l'*Alumni Hall*, où ont lieu les examens. Outre cette association, on en distingue vingt-huit analogues dans différentes villes de l'Union.

A Boston, l'éducation physique est donnée en cours théorique et pratique. Ce dernier comprend les mouvements libres, la callisthénie, la gymnastique légère, la marche, les exercices de classe, les mouvements Delsarte, les jeux gymnastiques, la gymnastique suédoise, les poids, les jeux athlétiques dans les pistes et les « campi », la boxe, l'escrime, la natation, l'éducation de la voix, qui comporte les rudiments de la déclamation, et des exercices spéciaux. Les cours ont lieu à *Hemenway Gymnasium*, établissement dirigé par le Dr Sargent.

VII

Annexes

I. Admission aux Écoles de Médecine. « La
condition qui se trouve dans tous les programmes
est de posséder toutes les branches d'une bonne
éducation anglaise, comprenant la composition
anglaise, les mathématiques, les éléments de physique, de la chimie et des sciences naturelles.
Quelques-uns ajoutent les rudiments du latin et
de l'algèbre. Dans beaucoup de cas, ces termes de
bonne éducation anglaise signifient : capacité en
grammaire, arithmétique, géographie et histoire,
ou même tout simplement savoir lire, écrire et
compter. Or c'est là ce qui est enseigné dans les
écoles publiques ; d'où il suit que la seule condition exigée pour entrer dans la grande majorité
des écoles de médecine en Amérique est une
solide instruction primaire. Dans quelques-unes
seulement on tient compte du diplôme de bachelier

ès arts ou ès sciences. Le grade de docteur n'offre donc pas de garantie sérieuse au public. On comprend la boutade (exagérée) : « Si vous tombez malade aux Etats-Unis, Dieu vous garde de tomber entre les mains d'un médecin américain ! Faites-vous plutôt soigner par une bonne infirmière. »

« Cependant à notre connaissance, huit universités des Etats-Unis ont créé des cours préparatoires à la Faculté de médecine : 1° université de Pensylvanie, établie à Philadelphie ; 2° université Cornell, à Ithaca (New-York) ; Yale, Princeton, Lake-Forest (Illinois), Université du Nord-Ouest à Evanston (près Chicago), Johns Hopkins, Wiscousin à Madison.

» A l'Université Johns Hopkins, où l'on vient d'organiser solidement l'enseignement sur la base de quatre années d'études, nous avons reçu du président, M. Gilmann, l'assurance qu'on exigerait des futurs étudiants en médecine des connaissances sérieuses en chimie et en histoire naturelle, acquises dans la Faculté des sciences. Il en est de même dans les Universités d'Ithaca (Cornell), de Princeton, de Lake-Forest et du Nord-Ouest d'Evanston (près Chicago), de Michigan, de Wisconsin à Madison, etc., et, maintenant que l'impulsion a été donnée par quelques-unes des universités les plus estimées, une forte préparation scientifique deviendra bientôt partout la condition requise pour être admis à l'étude de la médecine.

» Les hommes qui sont à la tête du corps et de l'enseignement médical aux Etats-Unis, sont vivement préoccupés du système existant actuellement dans le plus grand nombre des écoles de médecine. Ils reconnaissent le niveau inférieur du corps médical de leur pays, et l'attribuent aux causes suivantes : le grand nombre des écoles de médecine, qui est hors de proportion avec le chiffre et les besoins de la population, la brièveté excessive du cours d'études en général, et partout, l'extrême facilité avec laquelle on accorde le grade de docteur en médecine. Chose notable : les femmes-médecins aux Etats-Unis ont la réputation d'être plus instruites que leurs confrères-hommes. Cela tient sans doute à ce que leurs collèges sont moins nombreux et, qu'ayant plus de persévérance, elles restent plus longtemps à faire leur apprentisage dans les services d'hôpital, qui leur sont réservés avant de prendre une clientèle.

» Quoiqu'il en soit, c'est un bon signe que les « leaders » de l'enseignement médical aux Etats-

Unis aient reconnu le point faible. Aussitôt le mal signalé, ils ont appliqué le vrai remède ; ils ont renforcé les cours de sciences physiques, naturelles et biologiques, comme préparation au complément indispensable des études médicales. Et ces cours, ils les demandent aux maîtres de la Faculté des sciences ou de philosophie, comme on l'appelle encore là-bas, en souvenir du nom donné jadis à la physique « philosophie de la nature ». En somme, les Américains sont entrés résolument dans la voie où nous nous sommes engagés : prenons garde de nous y laisser dépasser, car la vitesse des progrès, dans ce pays-là, est à notre mouvement en avant ce que la transmission électrique est à la locomotion par la vapeur. »

(Bonet-Maury)

Hopitaux. — Les opérations sont, autant que possible, annoncées d'avance par des affiches placardées sur un tableau placé dans le vestibule d'attente. Comme dans quelques grandes villes, certains chirurgiens sont attachés à plusieurs hôpitaux, ces opérations peuvent être annoncées dans un ou plusieurs établissements. Parfois même elles sont l'objet d'invitations postales.

Les hôpitaux se distinguent par leur nombre, leur propreté et leurs richesses. Les infirmiers et les infirmières sont le plus souvent revêtus de costumes d'une éclatante blancheur. Leur éducation a été fort soignée ; les écoles spéciales sont d'ailleurs fort nombreuses.

Partout de la glace et de grands filtres qui, placés dans les corridors, même dans les policliniques, sont à la disposition de tout le monde.

On y retrouve le confort de l'hôtel américain. Le médecin résident aura à côté de son appartement une salle de bain, un water-closet, etc. De même que dans les hôtels, on voit — à New-York, par exemple, où les constructions sont fort élevées, — des appareils de sauvetage en cas d'incendie, ainsi que des grenades de verre remplies d'un liquide saturé d'acide carbonique destiné à être projeté sur le feu pour l'étouffer. A l'hôpital général de Montréal, nous avons même vu une porte à double battant, revêtue de tôle et très épaisse, destinée à servir de rempart contre les incendies.

COLLÈGES MÉDICAUX. — Ils sont au nombre d'environ 240. L'une des causes du discrédit dans lequel était tombé, à l'étranger, l'enseignement médical américain, c'était l'existence de nombreuses écoles, véritables fabriques de diplômes dont le coût variait suivant les circonstances. C'étaient des écoles *physio-médicales, éclectiques, homéopathiques* ou *botaniques*. Elles ont été appelées *hétérodoxes*. Aussi les écoles *orthodoxes*, c'est-à-dire celles dont l'organisation est sérieuse, les écoles *régulières*, ainsi qu'elles se désignent aussi pour se distinguer des autres, qui sont *irrégulières*, ne tiennent-elles aucun compte des diplômes délivrés par celles-là.

Des prix sont fréquemment accordés aux étudiants les plus méritants. A Iale, l'étudiant qui passe en tête reçoit la médaille d'or Campbell ; le prix Keese, de 140 dollars, est accordé à l'étudiant de dernière année qui passe la meilleure thèse, et celui de la même classe qui subit le meilleur examen d'obstétrique reçoit une trousse d'instruments spéciaux.

Parmi les conditions d'obtention du diplôme, nous remarquons, d'une façon générale, : 1° l'âge de 21 ans ; 2° des garanties de moralité ; 3° trois ou quatre années d'études ; 4° et parfois (Iale) une thèse satisfaisante.

A Iale, l'examen sur plusieurs branches a lieu par écrit (*Written Examination*). De même à Jefferson, c'est le professeur lui-même qui procède à l'examen. Les systèmes du reste sont très variables. A Harvard, la présentation d'une thèse n'est pas obligatoire ; si toutefois elle a lieu, et si la thèse le mérite, une mention honorable est décernée à son auteur.

Pratique de la Médecine. — Dans huit Etats, elle est libre, sans formalité aucune ; dans vingt-quatre autres, elle n'exige que la présentation ou l'enregistrement préalable du diplôme ; dans les onze autres, elle nécessite un examen.

La pratique est libre dans les Etats suivants : Connecticut, Kansas, Maine, Massachussets, New-Hampshire, Ohio, Rhode-Island, Utah, Wisconsin.

Voici les Etats où la présentation du diplôme, avec ou sans entérinement, est requise : Arizona, Arkanzas, Californie, Colorado, Delaware, Georgie, Idaho, Illinois, Indiania, Iowa, Kentucky, Louisiane, Baltimore, Michigan, Missouri, Montana, Nébraska, Névada, Orégon, Pensylvanie, Caroline du Sud, Dakota du Sud, Tennessee, Texas, Vermont, Virginie orientale, Wyoming.

Il suffit parfois de faire enregistrer le diplôme par le greffier de comté, ou par un conseil d'Etat d'examinateurs ou par un des conseils de comté, ou bien de le présenter à un conseil et de le faire entériner ensuite par le greffier (*Diploma to be presented to the State Board of Health and endorsed and afterwards registered by a County Clerk of Justice of the Peace*) et les frais sont de 1 (Tennessee), 1 1/2 (Indiana), 5 (Dakota du Sud), ou de 10 dollars (Maryland).

Enfin, l'examen est obligatoire et a lieu devant le conseil des examinateurs de l'Etat, dans les Etats suivants : Alabama, Minnesota, Mississipi, New-Hampshire, New-Jersey, New-York, Caroline du Nord, Dakota du Nord, Virginie, Washington.

Il est curieux de remarquer que dans le Minnesota le candidat, dont le diplôme date de plus de cinq ans, est considéré comme « ancien praticien » et n'a besoin d'obtenir que 35 p. c. des points en anatomie et sans passer d'autres branches, mais 65 p. c. sur l'ensemble.

A New-Jersey, l'examen se fait par écrit et dure deux jours ; il faut obtenir au moins 33 1/3 p. c. des points dans toutes les branches, et 75 p. c. dans l'ensemble. Dans l'Etat de New-York, on s'adresse à *the University of the State of New-York, Albany* ; l'examen dure quatre jours et porte sur les branches diverses de l'art ; il a lieu cinq fois par an à New-York, Albany, Syracuse et Buffalo. Il est nécessaire d'obtenir 75 p. c. des points dans toutes les branches. Le droit d'examen est en géné_ ral de 10 dollars ; à New-York de 25.

VIII

NEW-YORK

Avec Baltimore, New-York est la cité médicale
la plus intéressante des Etats-Unis. Les écoles y
sont nombreuses; parmi elles, signalons le Collège
des Médecins et des Chirurgiens et le Collège
médical de l'Université, qui sont les plus sérieux.
On y trouve les magnifiques hôpitaux Roosevelt
et Presbytérien, qu'un médecin de passage à New-
York ne peut se dispenser de visiter.

Il existe à New-York six écoles régulières. Les
écoles irrégulières comprennent, entre autres,
l'*École médicale éclectique* (*Eclectic Medical College
of the City of New-York*), organisée en 1865, qui
admet les femmes aux mêmes conditions que les
hommes; le *Collège médical homéopathique de New-
York*, le *Collège médical de New-York pour femmes*
(*New-York Medical College for women*).

Citons aussi le *Collège de Brooklyn* (*Long Island
Medical College*), incorporé en 1858 et jouissant
d'une grande réputation.

COLLÈGE DES MÉDECINS ET DES CHIRURGIENS (*College of physicians and Surgeons*).

C'est le plus ancien et le plus richement installé des collèges de New-York ; avec Harvard, Johns Hopkins et Pennsylvania, c'est le plus sérieux des États-Unis. Il fait partie d'un groupe de constructions érigées grâce aux legs de feu W. Vanderbildt et sa famille et de W. Sloane. Il est situé dans la 60e rue, entre les 9e et 10e avenues, en face de l'hôpital Roosevelt. Organisé en 1767, il a été incorporé définitivement, — après avoir été fermé pendant plusieurs années, — par acte législatif, au collège Columbia, en juillet 1891, rentrant ainsi dans l'organisation de l'enseignement au grand profit de son organisation scientifique. Il constitue le département médical de *Columbia College* (1).

A partir de cette année, la durée obligatoire des études est de quatre ans. On y distingue trois départements : le Collège, la Clinique Vanderbildt et l'hôpital de la Maternité Sloane.

COLLÈGE PROPREMENT DIT (*College Building Pro-*

---

(1) *Columbia College* est le plus important de New-York ; il a environ 200 professeurs et instructeurs et 1,700 étudiants. Il a reçu sa charte en 1754. Les facultés sont : arts, droit, sciences politiques, mines et médecine.

per) a été élevé dans le but de combiner l'instruction didactique avec les travaux de laboratoire. Les étages ont été construits de telle sorte qu'il sera possible d'en modifier ultérieurement les dispositions intérieures.

La CLINIQUE VANDERBILDT (*Vanderbild Clinic*) est constituée par des services de consultations externes dont les professeurs du Collège ont la direction ; elle comprend de nombreuses chambres et un amphithéâtre.

La MATERNITÉ SLOANE (*Sloane Maternity Hospital*) (coins des 59ᵉ rue et 9ᵉ avenue), due à la générosité de M. Sloane, beau-fils de M. Vanderbildt, est sous la direction exclusive du professeur d'accouchement du Collège, tandis que l'instructeur en obstétrique est le médecin résident. Les gradués y peuvent soigner un certain nombre de sujets. Les étudiants de troisième année sont divisés en sections de six, et chaque section prend son service pendant une semaine, pendant laquelle elle loge gratuitement à l'hôpital. L'instruction y est donnée par le médecin résident, qui termine chaque semaine par des interrogatoires.

L'hôpital compte 55 lits ; pendant une période

d'un peu plus de quatre années, on y a fait 2,700 accouchements.

On y constate aussi une grande richesse dans les matériaux de construction, dont le principal est toujours le marbre.

Les femmes y séjournent une quinzaine et gardent le lit pendant dix jours après leur délivrance. L'accouchement s'y fait au chloroforme. On pratique un ou deux lavages vaginaux avant l'opération ; après celui-ci, on se contente d'appliquer une compresse de gaze.

Les principales chaires de clinique et de cours sont occupées par MM. Weir (chirurgie). C. Mc Burnet (clinique chirurgicale), W.-T. Bull (chirurgie), F. Delafield (pratique de la médecine), G. Curtis (physiologie et matière médicale), M. Lefferts (laryngologie), A. Jacobi (pédiatrice), J.-W. Roosevelt (médecine), F.-N. Otis (maladies génito-urinaires), T.-M. Prudden (pathologie), G.-T. Peabody (matière médicale).

DÉPARTEMENT MÉDICAL DE L'UNIVERSITÉ DE NEW-YORK (*The Department of Medecine of the University of the City of New-York*).

L'Université de la cité de New-York a été fondée

le 18 avril 1831, par des particuliers habitant la ville et par des professeurs, et le département médical date de 1842. Il s'élève 410 E. 26e rue, en face de l'hôpital Bellevue, près de l'East-River.

La durée des études est de trois années, n'ayant chacune qu'une session (d'octobre à mai). Les bâtiments ont été complètement reconstruits en 1887. La salle de dissection est fort bien ventillée et éclairée du côté nord ; elle est surmontée d'une galerie circulaire où se trouvent les préparations les plus diverses que peut utiliser l'étudiant. Il a aussi à sa disposition de nombreux spécimens d'ostéologie, qui se trouvent dans un local spécial. Les cours cliniques se donnent à Bellevue et à la Charité.

L'école s'est annexé le *Laboratoire Loomis*, destiné non seulement à l'éducation des étudiants, mais encore aux médecins qui peuvent y faire des recherches de laboratoire se rattachant à toutes les branches de leur art. Le premier étage est réservé aux laboratoires de matière médicale et de physique, dirigés par MM. W.-H. Thomson et R.-A. Witthaus. Au second étage se trouvent les laboratoires de chimie. On y voit aussi des laboratoires de physiologie, d'histologie et de pathologie.

Il existe même un département de photographie. Enfin, le département bactériologique, qui occupe une grande partie du cinquième étage, est pourvu des aménagements les plus perfectionnés. Nous avons remarqué des photographies du cœur à tous les stades de contraction ; des pièces en cire pour l'étude du système nerveux : l'une d'elles est constituée par des fils˝ traversant deux plaques représentant l'une la protubérance et l'autre une coupe du cerveau. Nous y avons vu également une très grande étuve en cuivre à parois extrêmement épaisses.

COLLÈGE MÉDICAL DE BELLEVUE (*Bellevue Hospital Medical College*)..

Organisé en 1862, il compte parmi ses professeurs : I. Taylor, A.-L. Sayre, F. Barker, A. Flint. Près de 5oo élèves le fréquentent et il délivre annuellement environ 140 diplômes.

COLLÈGE MÉDICAL POUR FEMMES DE NEW-YORK (*Women's Medical College of the New-York Infirmary*).

128, 2e avenue. Il a été fondé en 1868 et est dirigé par Emilie Blackwell. On y compte 8 professeurs de théorie, 6 professeurs de clinique ; de plus des assistants et des démonstrateurs. Il a 80 élèves et délivre environ 20 diplômes par an. Les études durent trois années. A remarquer parmi ses conditions d'admission, la connaissance du français ou de l'allemand, ou les éléments du latin.

Au nombre des professeurs est Mary Putnam Jacobi, une des plus distinguées praticiennes de l'Union ; elle est une des premières femmes qui aient été admises à l'école de médecine de Paris.

HÔPITAL ROOSEVELT.

Il est situé dans le block (1) limité par les 58e et 59e rues et les 9e et 10e avenues. Il a été construit en 1869, grâce aux donations de celui dont il porte le nom. Le Dr Smith en dressa les plans après avoir visité les principaux hôpitaux d'Amérique et d'Europe. Il est divisé en quatre pavillons : 1º celui de l'administration, à trois étages, renfermant les bureaux, la pharmacie, le réfectoire des médecins, les appartements du directeur, la salle du conseil d'administration, celle du conseil médical, six chambres de payants et une salle de chirurgie des femmes et des enfants ; 2º celui de la cuisine et de la machinerie ; 3º le pavillon médical à quatre étages ; 4º le pavillon chirurgical à un

---

(1) Terme usité aux États-Unis pour désigner un carré de maisons.

étage, entouré en partie de jardins. On y a ajouté l'amphithéâtre (*dead house*), le musée et le labora-toire, ainsi que le service d'ambulances et celui des maladies externes.

En 1890, Mc Lane, président du Collège des médecins et des chirurgiens, fit construire la salle d'opérations qui porte son nom, *Mc Lane Operating Room*. Elle appartient au service de gynécologie.

Mais la construction la plus importante est celle de l'AMPHITHÉATRE D'OPÉRATIONS DE SYMS (*The Wm. J. Syms Operating Theater of the Roosevelt Hospital*), pour laquelle Syms avait légué 1,837,500 dollars (250,000 liv. st.). Le chirurgien de l'hôpi-tal, M. Mc Burnet, et l'architecte M. W. Smith, en tracèrent les plans; 1,200,000 francs y furent consacrés, le reste sert de fonds de réserve. L'ouverture a eu lieu le 5 novembre 1892.

Cette construction, unique au monde (*the most remarkable structure of its kind that is now in existence*), a deux étages du côté de la rue et trois de l'autre. Le marbre blanc italien le plus beau y a été répandu à profusion. (1)

------

(1) A ce propos, je ferai observer que, cependant, sans aller bien loin en Amérique, on trouve à peu de distance de New-York des carrières d'un marbre excellent pour la construction et l'ornementation.

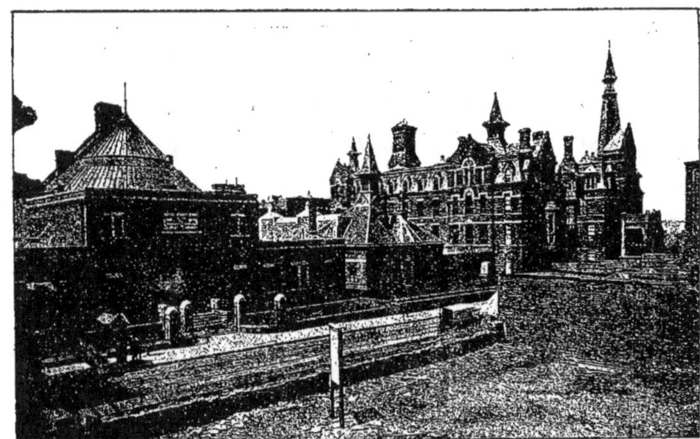

Hôpital Roosevelt.   Salles Syms a gauche

L'amphithéâtre, qui communique avec l'hôpital par un corridor, en occupe le centre ; il est éclairé par un dôme en verre exposé au nord, laissant arriver le jour au-dessus de l'auditoire, de telle sorte que les rayons de lumière qui éclairent la table d'opération entrent dans la salle par derrière l'opérateur et presque parallèlement à sa ligne de vision et que les rayons obliques sont écartés (E. Cowles). Les sièges, au nombre de 185 — on pourrait même admettre 330 personnes — sont disposés sur six rangées et construits en bois avec supports de même matière, fixé par des tiges de fer ; ils reposent sur un sol d'asphalte d'une préparation spéciale. Le parquet est une mosaïque de marbre. Un lambris de même substance, large de 5 mètres, revêt le haut des parois. Il en est de même pour le mur de fond. Les gradins sont en carrelage blanc poli (*slate*). Au sommet on trouve deux chambres : l'une où on dépose les cahiers d'observations et l'autre destinée au personnel médical.

Le corridor, allant de l'hôpital au premier étage du pavillon, est également en marbre, ses recoins sont arrondis. Il existe au même niveau plusieurs autres pièces spéciales. Certaines ont une porte

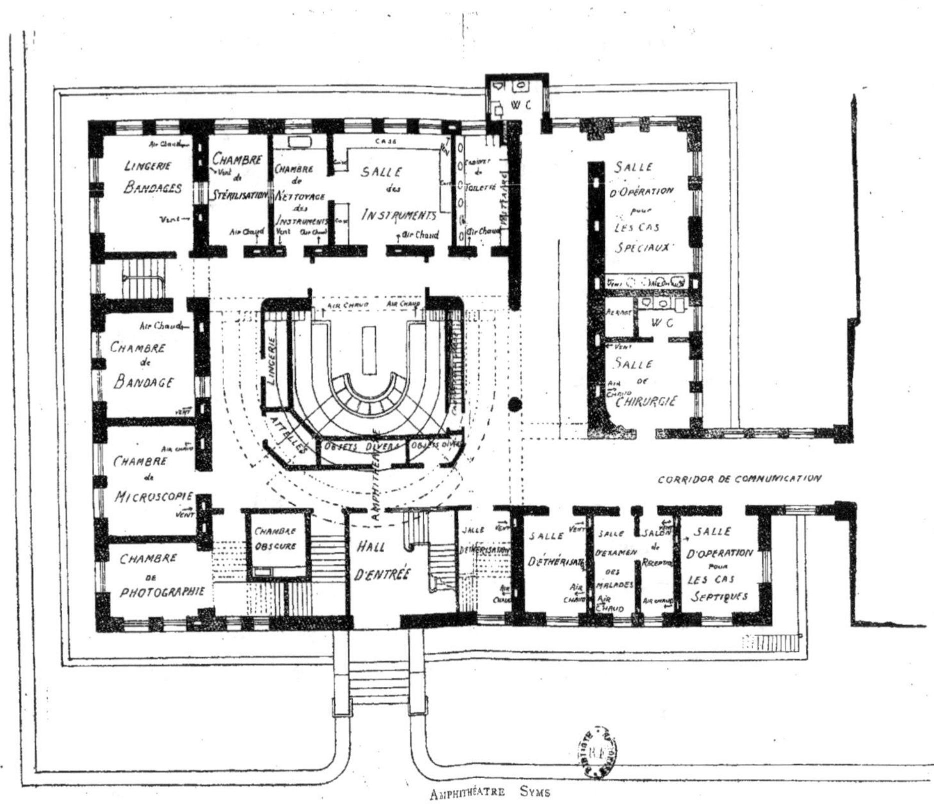

W C
LINGERIE BANDAGES
CHAMBRE de STÉRILISATION
CHAMBRE de NETTOYAGE des INSTRUMENTS
SALLE des INSTRUMENTS
CASE
CABINET de TOILETTE
SALLE D'OPÉRATION POUR LES CAS SPÉCIAUX
W C
CHAMBRE de BANDAGE
LINGERIE
AMPHITHÉÂTRE
ATELIER
OBJETS DIVERS
OBJETS DIVERS
SALLE de CHIRURGIE
CORRIDOR DE COMMUNICATION
CHAMBRE de MICROSCOPIE
CHAMBRE OBSCURE
HALL D'ENTRÉE
SALLE D'ÉTHÉRISME
SALLE D'ÉTHÉRISME
SALLE D'EXAMEN DES MALADES
SALON DE RÉCEPTION
SALLE D'OPÉRATION POUR LES CAS SEPTIQUES
CHAMBRE de PHOTOGRAPHIE
Air Chaud
Vent
AMPHITHÉÂTRE SYMS

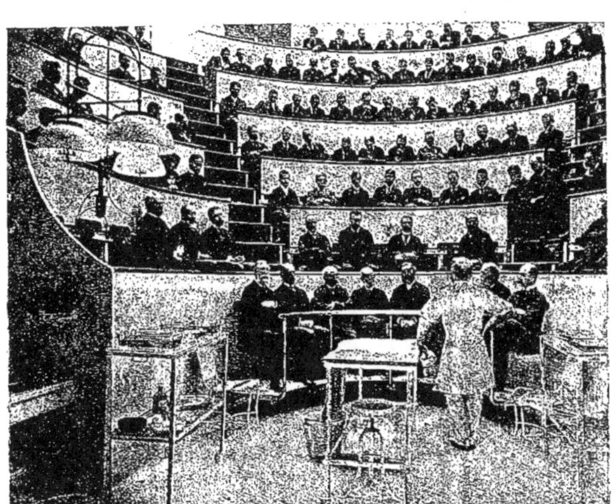

Salle d'opérations Syms

faite d'une seule feuille de marbre épaisse de
1 1/8 pouce et à puissants supports métalliques. Il
faut signaler encore les salles d'opérations particulières pour les cas privés et les cas septiques : les
seuls matériaux employés sont ici le marbre, le
verre et le métal. Enfin des chambres à anesthésie
(*etherising rooms*), à photographie, à stérilisation
(pourvues de six étuvés très coûteuses), une salle
de bandages, une salle où l'on asepsie même les
essuie-mains, un laboratoire de microscopie, un
cabinet de toilette et la chambre du chirurgien.

Le parquet est un carrelage composé de très
petits fragments de marbre, fichés côte à côte dans
un fond de ciment.

Les chambres extérieures, qui n'ont qu'un étage,
reçoivent la lumière par le plafond et par des
fenêtres à verre demi-opaque. Dans la salle des
opérations spéciales, trois appareils d'éclairage
sont suspendus au-dessus de la table ; celui du
milieu porte six lampes à incandescence, les deux
autres quatre becs à gaz. Le plafond est constitué
en grande partie par des verres ordinaires, et il est
surmonté d'une chambre à air pyramidale, recou-
verte de verre également. L'électricité et le gaz

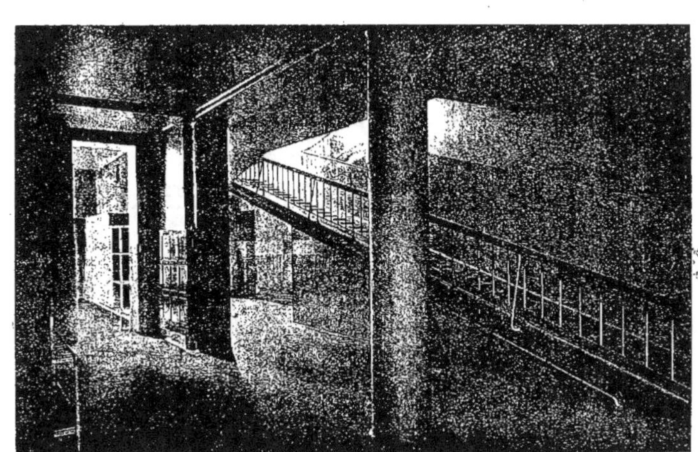

PLAN INCLINÉ DU PAVILLON SYMS

concourent surtout à l'éclairage, afin de parer à tout accident.

Le chauffage se fait à la vapeur. L'air pris à 22 pieds 8 pouces de terre, passe au-dessus de tuyaux de vapeur dans des conduits situés au sous-sol et est refoulé par des écrans dans le bâtiment. L'air frais, froid ou chaud, entre par cent bouches en fer de 4 pouces, il parvient à l'amphithéâtre par un plan incliné, de là il est aspiré à travers un large registre situé près du plafond, dans un espace chauffé et s'échappe au dehors, au point le plus élevé du bâtiment. Partout ailleurs, des conduits se trouvent fixés au plafond, sortes de cheminées qui évitent les courants atmosphériques dans le cas où l'on ne maintiendrait pas l'équilibre entre l'entrée et la sortie de l'air. (1)

Il existe enfin à Roosevelt une disposition neuve et intéressante : c'est celle d'un plan incliné remplaçant l'élévateur, qui permet de monter sans secousses, sur brancards ou sur chariots les opérés dans les quatre salles spéciales du second étage (*recovery roms*), où ils séjournent pendant quelques heures ou quelques jours. Le parquet de cet escalier

---

(1) LATHROP. The Roosevelt Hospital. New-York. 1893.

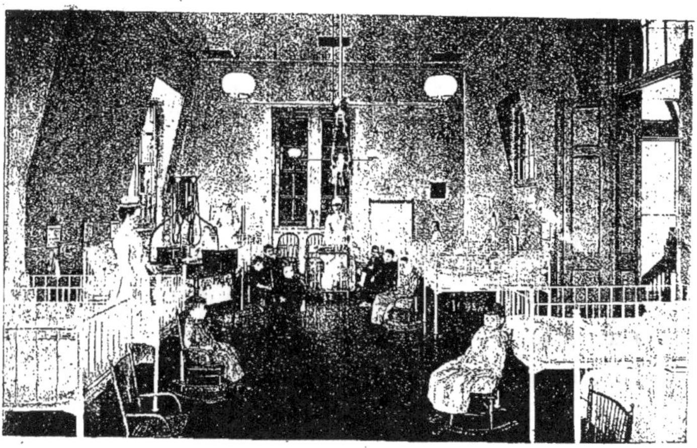

HÔPITAL ROOSEVELT. SALLE DE CHIRURGIE POUR ENFANTS

est uniquement pourvu de traverses de bois formant des saillies également espacées.

Le troisième étage est occupé par les infirmières diplômées.

On le voit, il s'agit là d'un véritable *palais de la chirurgie*.

Le costume des chirurgiens est en étoffe blanche ; il est constitué par une culotte et un long veston boutonné sur la poitrine et fixé à un ceinturon noué.

Les infirmières sont également habillées de blanc. Elles entendent leur service d'une admirable façon, prenant tous les soins d'asepsie nécessaires, ne commettant aucune faute et travaillant avec la plus grande attention et la plus grande rapidité. On attache d'ailleurs, dans cet hôpital, la plus grande importance à ces aides précieuses qui sont fournies par l'Hôpital des Diplômés.

Le voisinage immédiat de Roosevelt constitue pour le Collège des médecins et des chirurgiens un avantage énorme quant à l'éducation spéciale.

Policliniques de New-York.

Il existe plusieurs établissements très importants de policlinique pourvus de tous les services pratiques. De même qu'à Philadelphie et à Chicago, ils sont en général très fréquentés et rendent les plus grands services. Presque tous leurs professeurs sont venus étudier en Europe, et plusieurs d'entre eux sont des sommités médicales : dans celles que je citerai, les professeurs sont en général à la hauteur de leur mission. Elles ne sont ouvertes qu'aux diplômés qui viennent y parfaire leurs connaissances.

La plus importante est l'ÉCOLE DES DIPLÔMÉS *Post-Graduate Medical School and Hospital* : « Il n'y a pas, dit le programme, de leçons proprement dites. Le malade est la source des connaissances, et le praticien est mis, par l'intermédiaire du professeur et de l'instructeur, en relations telles avec le malade, qu'il peut faire le diagnostic et appliquer le traitement et le modifier au fur et à mesure sous la direction du maître. » Cette école vient d'élever une nouvelle et vaste construction, que j'ai visitée aussi : elle est à six étages et à l'abri du feu : les matériaux en sont des briques creuses et des carreaux de plâtre; la charpente est faite de poutres métalliques. Elle a ses écoles, ses laboratoires, son hôpital général, ses quartiers d'enfants, sa pharmacie. Tous les frais sont supportés par les professeurs et par quelques donateurs de la ville.

La cotisation pour trois mois est de 150 dollars (787 fr. 50) non compris certains cours spéciaux : opérations sur le cadavre, etc. (527 médecins y ont suivi les cours en 1892).

Parmi les professeurs les plus connus citons : S.-J. Roosa (ophthalmologie et otologie), C.-L. Dana (neurologie), A.-H. Smith (médecine), B.-M. Emmet (gynécologie), Hanks (gynécologie), A.-M. Phelps (orthopédie) (1), F. Ferguson (pathologie), C.-B. Kelsey (maladies du rectum), G.-M. Hammond (névrologie), etc.

POLICLINIQUE DE NEW-YORK, *New-Nork Policlinic and Hospital*, 214-218 E., 34e rue. Organisée en 1881 et ouverte en 1882. C'est la première école de diplômés qui ait été créée en Amérique, sans dépendre d'une école médicale proprement dite. Moins important que l'établissement précédent, celui-ci est aussi fort fréquenté par les médecins qui y trouvent également les cours pratiques les plus divers, depuis 8 heures du matin jusqu'à 9 heures du soir.

------

(1) On connait le procédé de Phelps pour la cure du pied-bot : le ligament deltoïdien lui-même est sectionné et la sensibilité revient généralement au bout de trois mois.

Plusieurs de ses professeurs sont connus en Europe : P.-F. Mundé (gynécologie), H. Marion-Sims (gynécologie, fils de M. Sims), J.-A. Wyeth et V.-G. Gibney, A. Seibert (pédiatrie), W.-G. Wylie et H.-C. Coe (gynécologie), etc.

Hôpital pour les hernieux et les estropiés (*Hospital for the Ruptured and Crippled*).

Coin de l'avenue Lexington et de la 42e rue. Il est placé sous la direction d'un orthopédiste universellement connu, le Dr V.-P. Gibney. C'est le plus important de ce genre aux États-Unis. Le nombre de visites mensuelles pour les deux départements a été de 16,246. J'y ai vu les cas de déformation les plus curieux, traités en général avec beaucoup de succès.

Deux caractéristiques : il existe un atelier où travaillent constamment plusieurs ouvriers, confectionnant des bandages (très simples, recouverts de caoutchouc et livrés au prix de 5o cents, fr. 2.5o), ainsi que des appareils divers.

A l'étage supérieur, nous arrivons dans une grande salle où se trouvent réunis, assis sur leurs chaises roulantes, une centaine d'enfants chantant en chœur sur l'accompagnement d'un orgue, tandis

qu'une pauvre adulte, toute déformée, pension-
naire de l'établissement, dirige leurs chants.

Hôpital juif du Mont-Sinaï (*Mount Sinaï Hospital*).

W. Lexington et 66e rue. Date de 1852. Il est
assez important, mais il va être remplacé par un
autre qui aura de 300 à 400 lits, et pour lequel il
a déjà été versé — d'après ce qu'on m'y disait —
1,500,000 francs (les Seligman sont les principaux
donateurs). Celui-ci sera construit dans ce même
quartier, très salubre, de la Cité. L'hôpital du
Mont-Sinaï est le plus important hôpital israélite
aux Etats-Unis ; il y en a d'autres à New-Orléans,
Cincinnati, Chicago et San-Francisco. La population juive de New-York serait de plus 100,000
habitants. Il n'y a pourtant que 70 % des malades
traités au Mont-Sinaï qui appartiennent à cette religion. Cela montre un esprit très tolérant ; pour
l'admission, on ne fait d'exemption pour aucun
malade, quelle que soit sa confession. Parmi les
chirurgiens qui y sont attachés, citons Wyeth et
Mundé, déjà nommés. Nous connaissons le *Traité
de petite gynécologie* de ce dernier, qui a été traduit
en français, ouvrage bien en rapport avec le

caractère de chirurgien conservateur de celui qui l'a écrit.

Hôpital Bellevue.

Au bord de l'East-River, E, 26e rue. C'est un des hôpitaux les plus connus, des plus anciens et le plus grand de New-York : il compte près de 1,200 lits. Le *Bellevue Hospital Medical College* y est annexé. Je n'y ai pas trouvé de changements bien notables depuis ma première visite qui date de 1883, et je ne puis que transcrire ce qu'en a dit M. Baudouin : « Je n'insiste pas sur tout ce que j'ai vu : l'école d'infirmières ; la morgue, qui n'est guère qu'une dépendance de l'hôpital, avec ses boîtes à cadavres disposées comme des casiers à lettres des grandes postes de Paris et de New-York, et où les étudiants s'exerçaient à des ligatures d'artère quand j'y suis passé ; les tentes blanches dressées dans la cour pour les malades atteints de typhus (il n'y en avait que quelques-uns); le vieux bateau de guerre, amarré sur le quai, qui, malgré ses formes bizarres doit servir encore de pavillon d'isolement pour les cholériques à venir. Je préfère y signaler l'existence d'un vaste bâtiment spécialement réservé aux alcooliques, qui pullulent à New-York et qui sont surtout d'origine irlandaise. La visite de ces chambres, où le delirium tremens et la pneumonie avec œdème pulmonaire sont choses fréquentes, est vraiment intéressante ; dans la salle des pas perdus ou les couloirs, où se promènent les malades qui peuvent se lever, j'ai remarqué de nombreux crachoirs en papier mâché (ils étaient jadis en bois, les agités se les jetaient à la tête et se blessaient, c'est pour cela qu'on les a changés), le mode de chauffage, etc. On ne retrouve pas à Bellevue la propreté exemplaire de Johns Hopkins, de Roosevelt ; mais les salles de malades n'en sont pas moins ornées de fleurs, offertes par les dames de la ville, de bibliothèques bien fournies, voire même des cages aux oiseaux gazouilleurs. »

Le long des murs se trouvent plusieurs balcons superposés, très longs et abrités, qui produisent le plus heureux effet et rendent les plus grands services. Ce système de balcons s'étendant sur toute la largeur des façades est du reste très fréquent aux Etats-Unis.

HÔPITAL PRESBYTÉRIEN (*Presbyterian Hospital*).

Fondé le 26 février 1868, dans le bloc des 70e et 71e rues de Park et Madison avenues ; il compte

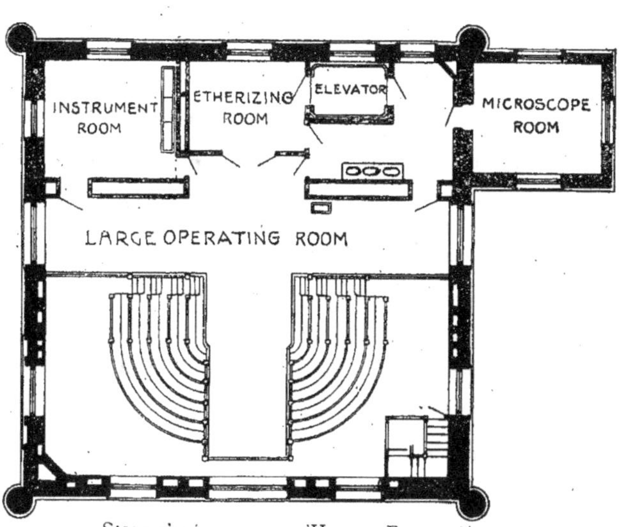

Salle d'opérations de l'Hopital Presbytérien

en moyenne 155 malades. Il comporte une partie
ancienne et une autre qui vient d'être reconstruite
et qui le met sur le même pied que Roosevelt :
les murs et les parquets y sont d'une blancheur
éclatante, recouverts en marbre du Tennessee. Il
possède une école d'infirmières, deux classes ayant
chacune de 21 à 25 élèves ; nous remarquons ses
systèmes d'ambulances volantes et de ventilation.
La salle d'opérations et l'amphithéâtre sont très
riches ; les appareils à stérilisation, qui peuvent
rivaliser avec ceux de Roosevelt, sont disposés
dans un local particulier. Signalons les lits très
simples, garnis de cuivre étincelant, aux ressorts
métalliques, recouverts d'un mince matelas de crin.

HôPITAL DE NEW-YORK (*New-York Hospital*).

Situé 15ᵉ et 16ᵉ rues, 5ᵉ avenue ouest ; a reçu sa
charte de Georges III et a été reconstruit il y a
une trentaine d'années. C'est un grand bâtiment à
cinq étages, en briques rouges, dont les salles,
assez bien décorées, garnies de fleurs et de plantes
diverses, plaisent à la vue. Le nombre de lits
occupés est généralement de 160. Mais la situation
au centre de la ville, malgré la méticuleuse propreté, ne lui est pas favorable. L'éclairage pourrait

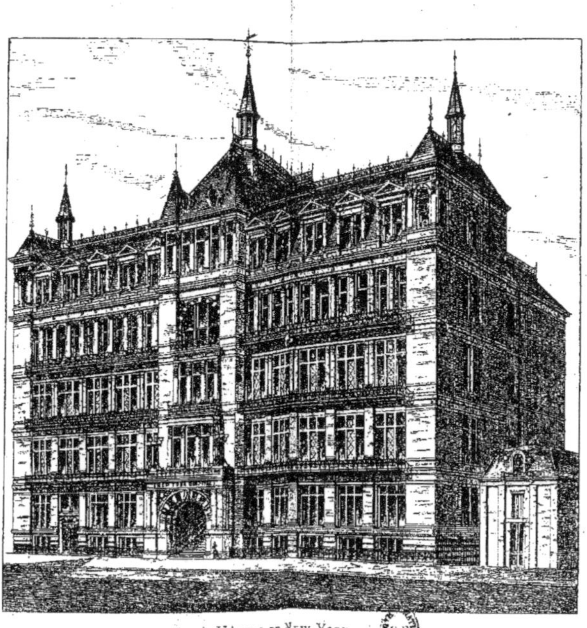

HÔPITAL DE NEW-YORK

être mieux compris. Son intensité est d'ailleurs diminuée par les couleurs foncées des murailles.

Hôpital de femmes (*Woman's Hospital*).

49ᵉ rue, 4ᵉ avenue et avenue Lexington. Il n'est pas très intéressant et je n'engagerai personne à le visiter. Du reste, des dons nouveaux vont permettre bientôt la création de constructions modèles.

L'*Académie de médecine de New-York* a été fondée en 1847 et se compose de 700 membres, y compris les membres honoraires et correspondants.

IX

PHILADELPHIE

Philadelphie, la cité de Quakers (1,100,000 habitants), a vu naître et disparaître plusieurs écoles. Elles sont actuellement assez nombreuses.

Le *Pennsylvania Medical College* a disparu en 1861 par suite du mauvais état des affaires publiques, et après s'être fusionné avec le *Philadelphia College of Medecine and Surgery, Franklin Medical College, Penn Medical College, American College of Medecine, Eclectic Medical College of Pennsylvania, Philadelphia University of Medecine and Surgery* (électique), *American University of Pennsylvania*, etc., n'a pas eu non plus une longue existence.

Nous ne décrirons pas le collège médical d'Hannemann, ni le *Western Pennsylvania Medical College* de Pittsburg, organisé en 1886 dans cette fameuse ville industrielle, qui délivre annuellement une trentaine de diplômes et prescrit quatre années d'études. Le collège médical des femmes sera décrit plus loin.

Arrêtons-nous pour l'instant aux trois principaux des établissements d'enseignement médical
de la ville.

1° Collège médical de l'Université de Pensylvanie. *University of Pennsylvania, Department of
Medecine*).

C'est le plus considérable. Situé dans un fau-
bourg, 36ᵉ rue et avenue Woodlands. Organisé
en 1765. Il fait partie de l'ensemble des bâtiments
de l'*Université Pennsylvania* (Pine st., Woodlands
av., et 3 st.) qui a acquis une grande réputation
par ses instituts de médecine, de biologie, etc. La
bibliothèque, richement aménagée, contient 90,000
volumes. Elle forme un ensemble de constructions
séparées au milieu de « campi ». Elle fut érigée à
la suite des revendications de Franklin sur l'éducation de la jeunesse et a reçu sa charte de Georges II,
en 1753.

A l'école de médecine, le nombre d'élèves est
d'environ 500 ; il en sort 120 diplômés environ par
an. Bien qu'arrivée la sixième en date, cette école
a délivré le premier diplôme de médecin en
Amérique, en 1768 ; elle s'est surtout développée
grâce à l'influence des docteurs Benjamin Franklin

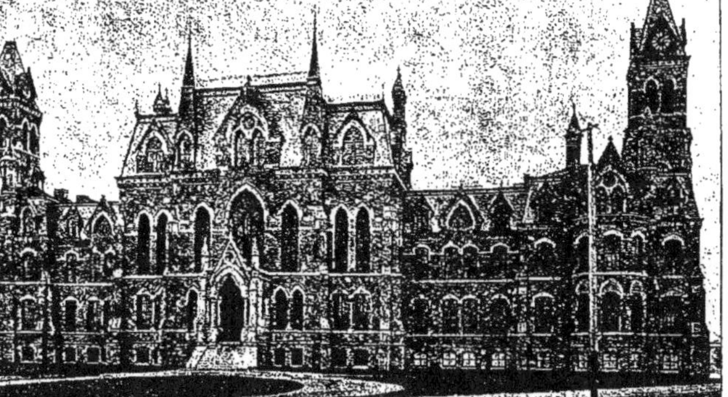

UNIVERSITÉ PENNSYLVANIA

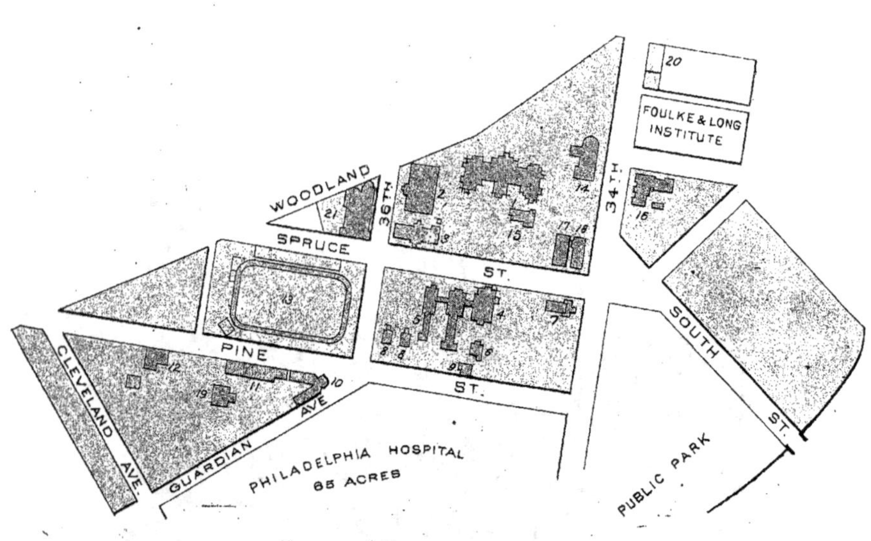

Université Pensylvania

Légende.

1. Hall du Collège.
2. Hall médical.
3. Laboratoire de médecine et d'odontologie.
4. Hôpital universitaire.
5. Institut Gilson (maladies chroniques).
6. Buanderie et machines.
7. Maison des infirmières.
8. Maternité.
9. Chapelle et mortuaire.
10. Ecole vétérinaire.
11. Hôpital vétérinaire.
12. Institut de biologie.
13. Champs athlétiques.
14. Bibliothèque.
15. Maison-restaurant.
16. Institut d'hygiène.
17. Laboratoire de mécanique.
18. Hall de l'éclairage et du chauffage.
19. Hôpital pour les chiens.
20. Maison des femmes diplômées.
21. Institut Wistar.

et John Morgan, élève de Hunter. Nous y trouvons une faculté de médecine, un institut d'hygiène, une maternité, une école dentaire, une école d'infirmières, une morgue. De plus, on vient d'ouvrir un institut de biologie et d'anatomie. Comme à Columbia, le nombre d'années de cours a été récemment porté à quatre.

Chaque année est divisée en deux sessions (*terms* ou *sessions*), une d'hiver, de douze semaines, et une de printemps, de vingt semaines. Nous en avons donné plus haut le programme. Remarquons que l'anatomie y est enseignée pendant les trois premières années, que l'éducation clinique (*in the wards*) commence dès la deuxième année, et qu'à la quatrième, on exige de l'élève, à part les leçons générales, d'étudier deux branches spéciales à son choix, sur lesquelles il a à subir un examen.

Parmi les professeurs, signalons : John Billings, J.-W. White, L.-A. Duhring, J. Ashurst, J. Marshall.

L'Institut d'anatomie et de biologie est dû à la générosité de J.-J. Wistar, qui a fait don de 700,000 dollars (3,600,000 francs), dont 150,000 dollars (787,500 francs) ont été consacrés aux constructions. Il renferme les cendres du grand anatomiste

J. Leidy. On y voit trois vastes musées, de nombreux laboratoires éclairés au nord. Les plafonds sont soutenus par des traverses de fer cintrées, à très petites courbures. L'aérage est produit partiellement à l'aide de chalumeaux placés au haut des parois. Le chauffage s'y fait par l'eau chaude circulant dans des systèmes de serpentins métalliques placés le long des lambris.

Le but de l'Institut d'anatomie et de biologie est de servir d'école de hautes études pour les gradués (diplômés) qui s'y livrent à des travaux d'anatomie humaine et comparée.

COLLÈGE MÉDICAL JEFFERSON (*Jefferson Medical College*).

Il a reçu sa charte en 1826 comme département médical du collège Jefferson de Cannonsburg. Il est situé au centre de la ville, entre Sanson et Medical Str., et étonne le visiteur par ses dimensions peu monumentales et son caractère d'ancienneté. Il est vrai que sous peu il sera remplacé par un autre collège, digne du renom de l'établissement.

La somme déja versée est de 700,000 dollars (3,600,000 fr.), me dit-on (1).

____

(1) La vente des bâtiments de Jefferson et les contributions entreront aussi en ligne de compte. Les derniers événements financiers retarderont pourtant l'exécution du projet.

La Faculté comprend huit professeurs, sans compter les lecteurs et les assistants.

J'ai surtout assisté aux leçons du Dr Keen, si connu par ses travaux et ses ouvrages de chirurgie. Les démonstrations cliniques étaient des plus pratiques et des plus complètes. Je signalerai une leçon sur la bactériologie, dans laquelle on faisait passer aux élèves des tubes de cultures fixés en séries sur une plaque de carton blanc, sur laquelle se trouvaient en même temps les figures explicatives de ces cultures.

HôPITAL PENSYLVANIA (*Pensylvania Hospital*).

Fort important, il dépend de l'Université du même nom, Chestnut St.

La famille de Wistar Morris lui a fait un don de près de 800,000 francs à l'aide duquel on vient de construire le *Memorial Hall* (Spruce St.), aménagé de la façon la plus moderne. On achève aussi un établissement d'infirmières : elles pourront y séjourner au nombre de cinquante-deux.

Nous y avons vu, comme dans plusieurs hôpitaux, des baignoires à roulettes que l'on traîne près du lit de tout malade atteint de fièvre typhoïde. Les infirmières y distribuent les médicaments, ordonnés par les médecins et préparés seulement en solutions ou en pilules.

Nous avons aussi remarqué le soin extrême avec lequel les observations, même des cas les plus simples, sont notées.

M. le Dr John H. Packard, professeur de chirurgie, a bien voulu nous faire visiter son service, voisin de celui de M. Da Costa, le laryngologiste bien connu.

Notons que certaines parties de l'hôpital pourraient être abandonnées pour cause de vétusté.

On a annexé à *Pensylvania Hospital* un hospice d'aliénés très vaste situé en dehors de la ville (*Pensylvania Hospital for the insane; Department for women*). Il renferme près de cinq cents malades.

Hôpital universitaire (*University Hospital*).
Il fait partie du groupe de bâtiments de l'Université Pensylvania et est dirigé par John Billings. On y remarque une très grande salle de clinique, pouvant contenir plus de cinq cents étudiants, et un service externe d'orthopédie.

« Je n'ai pas besoin de dire qu'il y a à Philadelphie, plus d'une cinquantaine d'établissements hospitaliers de toutes sortes, dont je ne ferai pas l'énumération. Je préfère, en terminant, signaler une création nouvelle, dont les bâtiments ont été établis avec tout le confort désirable : je veux parler de *The Mary J. Drexel Home and Philadelphia Mother-house of Deaconesses*, situé derrière *German Hospital* (hôpital allemand assez important désormais) et tout près de *Girard College*, immense école qui vaut aujourd'hui 20 millions de dollars, et qui a été fondée grâce à la générosité d'un de nos compatriotes. A cette fondation qui est surtout une maison de retraite pour les vieillards, est adjoint un Dispensaire pour enfants (*Children Dispensary*), luxueusement aménagé. J'ai vu là des dispositions intéressantes, entre autres la disposition des salles de consultations pour les diverses spécialités, la salle de jeu pour les enfants, une jolie salle d'opérations, un système particulier de baignoires faciles à déplacer, etc., etc. Tout le bloc de maisons, dispensaires pour enfants, asile de vieillards, maison des diaconesses (ce sont des luthériennes), érigé en l'honneur de Mme M. J. Drexel, est revenu à 2,500,000 fr. C'est dire, étant donné ses dimensions restreintes, dans quelles conditions il a été élevé. On l'a inauguré en 1888.

Le donateur étant Allemand, tout le matériel,

naturellement, vient d'Allemagne, jusqu'aux briques creuses qui ont servi à la construction de l'édifice. L'historique de cet établissement, comme d'ailleurs. celui de la plupart des œuvres d'assistance aux États-Unis, mériterait d'être connu en France. Ces données réussiraient peut-être à montrer à nos compatriotes d'aujourd'hui comment les Allemands émigrés s'y prennent pour fonder hors de chez eux des institutions bonnes et durables et faire apprécier à l'étranger le bon renom de leur patrie.

En tous cas, comme *Girard College*, cette création originale qui porte bien la marque de l'esprit français et dont la masse imposante se dresse fièrement de l'autre côté de la rue, *German Hospital* et *The Drexel Home* sont les témoins allemands de la puissance et de la valeur de l'initiative privée au pays de la libre Amérique. » (MARCEL BAUDOUIN.)

IX

BALTIMORE

Cette ville, de 440,000 habitants, possède, outre
ses deux magnifiques centres d'instruction : *Johns
Hopkins University et Johns Hopkins Hospital*, une
cinquantaine d'établissements hospitaliers, y compris les asiles pour vieillards et orphelins.

Citons l'*Asile d'aliénés de l'État* (*the State Insane
Asylum*), ensemble de grands bâtiments de hranit
situés près de Catonsville : *the Bay View Asylum,
the Baltimore Orphan Asylum, the Maryland Institution for the Instruction of the Blind, the Hope Retreat for
the Insane* (600 lits), *Thomas Wilson Sanitarium for
Sick Children* (comprenant de fort beaux cottages),
the Baltimore City Hospital, etc.

Après Johns Hopkins, la principale école de
médecine est *the School of Medecine of the University
of Maryland*, fondée en 1807. Elle avait autrefois
un certain renom, mais s'est laissé distancer par
son illustre voisine. Elle confère le diplôme de
docteur en médecine depuis 1810 et dépend de

l'*University of Maryland* (coins de Lombard et Greene Str.). Bâtie sur le modèle du Panthéon de Rome. Au moment où nous avons visité l'École, on y remettait à neuf différents locaux, mais, à notre avis, la concurrence avec Johns Hopkins n'est guère possible. Maryland comptait cependant 262 élèves en 1890.

Puis viennent : *Washington University School of Medecine* (1827), qui s'est fusionnée avec le *College of Physicians and Surgeons* (datant de 1872 ; il comptait 328 élèves en 1890, mais il n'imposait aucune condition d'admission) ; le *Baltimore Medical College* (1881, 101 élèves) ; *Woman's Medical College of Baltimore* (fondé en 1882, 11 professeurs, 18 élèves) *Baltimore University School of Medecine* (1884, 50 élèves).

Avant de décrire l'hôpital Johns Hopkins, nous avons à signaler l'*Athenœum Building* (coin de Saratoga et Saint-Paul streets), qui contient la *Library of the Medical and Chirurgical Faculty* (17,000 vol,) et à parler de :

JOHNS HOPKINS UNIVERSITY. — Elle a été créée, à la suite d'une donation de 3,500,000 dollars, faite dans le but « d'instruire les jeunes gens

dans les différentes branches des sciences »
(*for the instruction of young men in various branches of
knowledge*). C'est avant tout un établissement de
hautes études. Ses vastes constructions sont situées
à Howard, Eutaw et Little Ross et Monument
streets ; on y a annexé les instituts de chimie, de
physique, de géologie, des laboratoires de biologie
et un observatoire. J'ai visité ces laboratoires avec
le plus vif intérêt, et j'ai été frappé du grand
nombre de bibliothèques qu'on y rencontre. On y
trouve non seulement des cours pour les diplomés,
mais on y enseigne également les branches les
plus diverses, et une école de médecine vient de
s'y ouvrir. Elle est fatalement appelée au plus
grand succès et doit détrôner ses concurrentes de
la ville.

Hopital Johns Hopkins (1).

En 1873, Johns Hopkins, ancien marchand de
Baltimore, confia à un conseil d'administration une
somme de 3,500,000 dollars pour l'érection d'un
hôpital. Le docteur John Billings, chirurgien de
l'armée des Etats-Unis, fut choisi pour en tracer le

______

(1) W. H. Chandler, Hygiène and public Charities.
Washington. 1893.

plan. Les travaux furent commencés en 1875, et l'hôpital fut ouvert aux malades en mai 1889. On a dépensé à sa construction, 8,454,000 francs ($ 1,610,405).

Il est situé à l'est de Baltimore, vers le versant d'une colline, entre les rues Broadway-Wolfe et Monument-Jefferson, et couvre une étendue de terrains de 859 sur 768 pieds; le sous-sol est argileux et coupé de couches de sable.

On y trouve le bâtiment de l'administration, trois salles communes (common wards), le bâtiment des infirmières (nurses' home), les services des paysans (the female pay ward, the male pay ward), un pavillon octogone (the octogon ward) et le pavillon d'isolement pour les maladies infectieuses (the isolating ward). Ces locaux sont réunis par un corridor couvert, dans le sous-sol duquel se trouvent les canalisations de vapeur, d'eau chaude et froide et les égouts. A l'étage, un couloir, couvert également, sert de moyen de communication entre les différents services; il s'ouvre sur une terrasse en plein air. De plus, il y a, à Johns Hopkins, un amphithéâtre des cliniques, une pharmacie, un laboratoire de pathologie, un bâtiment pour le service des autopsies, une maison de

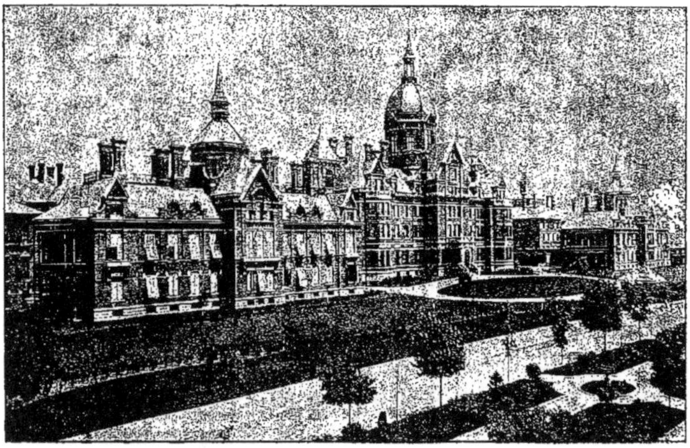

Hopital Johns Hopkins. Vue de face.

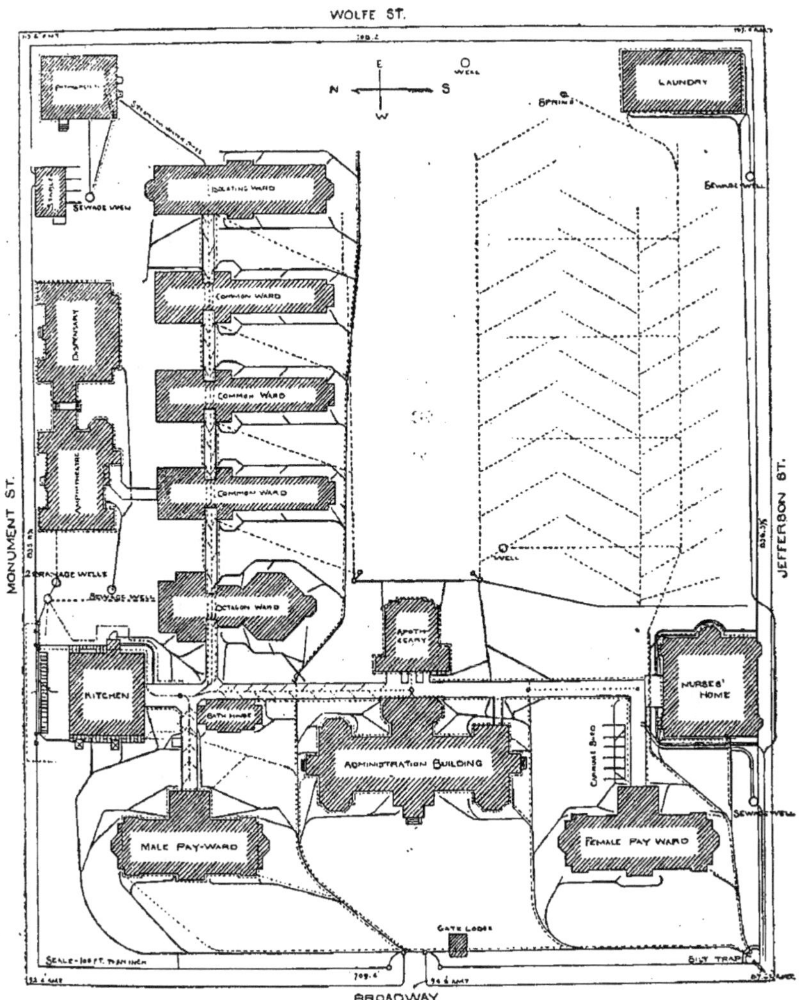

Hôpital Johns Hopkins

bains, une cuisine, une buanderie et une écurie. Le nombre de lits est de 233 ; quand le bâtiment sera achevé conformément au plan primitif, le nombre sera de 400.

Les façades sont en briques, avec parements de grès et de terre-cuite moulée. Les fondations du bâtiment principal sont d'une base de moëllons ; celles des autres locaux sont de larges tables de granit. Les fondations et les murs intérieurs sont en briques dures, avec ciment de Cumberland, recouverts de carrelages résistants (*heavy slate*). Des conduits de drainage en pierre entourent les fondations ; la surface externe des murs, dans le sol, est garnie d' « ardoises » (*slate*). Au niveau du sol, les murs sont creusés d'un espace d'air de 2 pouces, à 9 pouces de la face intérieure. Tous les parquets goudronnés sont revêtus d'un carrelage fixé dans une couche d'asphalte anglais et assujetti par des tenons de cuivre. Les planchers des bâtiments principaux et du corridor sont faits de carreaux creux en chaux hydraulique de Teil, reposant sur des poutrelles de fer. Les planchers de toutes les salles de malades sont fabriqués en pins de Géorgie, de 1 1/8 de pouce d'épaisseur.

Les murailles sont plâtrées et peintes à l'huile. En général, le bois a été employé aussi rarement que possible; pour les fenêtres, c'est du frêne à moulages fort simple. Les volets peuvent être ouverts à volonté au-dessus ou au-dessous, et leur partie inférieure peut être tournée en dehors, de manière à constituer une sorte de tendelet laissant pénétrer l'air, mais non la lumière.

Tous les bâtiments sont chauffés par un système de conduits d'eau chaude à température et à pressions relativement basses; plusieurs chambres ont, en outre, des appareils de chauffage spéciaux. Il y a six chaudières de 5 pieds de diamètre et de 15 pieds de long : de là, l'eau passe dans le conduit principal, en fer, d'un diamètre de 26 pouces, suspendu au plafond du tunnel et pourvu d'articulations à expansion. Il présente des raccords pour les tuyaux de chaque étage qui alimentent les radiateurs. De ceux-ci l'eau fait retour aux chaudières. Le circuit est donc fermé, et les frais sont réduits au minimum. La force mécanique nécessaire ne représente donc que la différence entre le poids d'une colonne d'eau chaude et celui d'une colonne d'eau de 8° à 15° Fahrenheit plus bas, chaque colonne ayant environ 29 pieds de hauteur. Des valves, appliquées aux conduits principaux et aux tambours à air, permettent d'y contrôler la température. La quantité d'eau contenue dans le système est d'environ 175,000 gallons, et partout la température est égale et agréable. Les tuyaux du sous-sol sont recouverts de feutre enveloppé de papier d'asbeste, et l'ensemble est peint. Ainsi la perte de calorique est minime. L'eau a une rapidité de 13,5 pieds par minute pour la section la plus éloignée (763 pieds), avec une température d'arrivée de 92°,6 F. et de 8°,54 F. de retour.

On a pris des dispositions d'aérage qui assurent 1 pied cube d'air frais par seconde et par malade, et qui permettent même de doubler cette quantité pour un court espace de temps. Dans le pavillon d'isolement, la dose est de 2 pieds cubes; il y a même trois chambres dans lesquelles les planchers sont perforés, et où l'admission atmosphérique est de 4 pieds et pourrait être doublée au besoin.

Pendant la saison froide, l'air est déjà chauffé à son entrée. Les bouches sont placées dans les murs extérieurs, à 9 pieds de haut; il y en a autant que de lits.

Il est aussi d'autres radiateurs situés en dessous des fenêtres et destinés à prévenir les courants en hiver. En tournant un levier, on peut à volonté modérer la quantité de chaleur sans modifier celle de l'air qui pénètre dans la salle.

Le pavillon octogone est entouré de jardins. Il mesure 57.8 pieds de diamètre, 23,10 pieds sur chaque face intérieure, 16 pieds de haut au centre. 15 pieds de hauteur sur tous les côtés; pour chaque lit, il y a 114.9 pieds de parquet en surface,

Amphithéâtre. C'est un bâtiment à un étage avec soubassements, mesurant 91 pieds sur 75, et rattaché à l'hôpital par un corridor fermé. L'amphithéâtre proprement dit a 52 pieds sur 47 et peut contenir 280 personnes; il comporte aussi une salle d'opérations spéciales de 18 × 24 pieds, bien éclairée au sud et à l'est, une chambre à éthérisation, une salle de repos, le cabinet du chirurgien, une petite chambre à trois lits et une autre à deux lits réservées aux cas d'accident. Le chauffage se fait par des radiateurs placés sous les gradins ; l'aérage par une cheminée de ventilation de six pieds carrés placée au centre du bâtiment. Celui-ci est éclairé par le haut et par le côté septentrional. Sur l'amphithéâtre s'ouvre une chambre obscure, destinée aux travaux photographiques, la salle

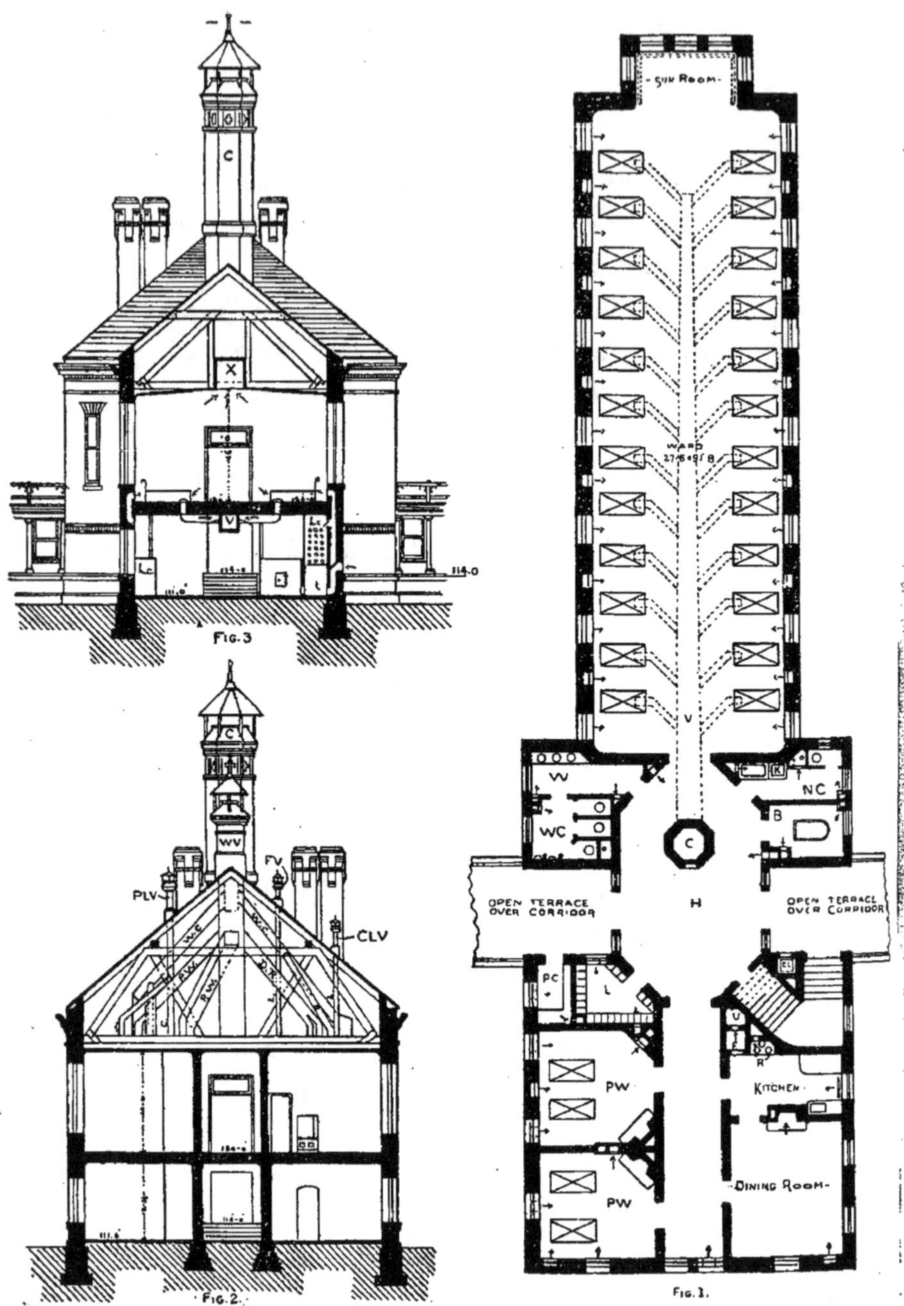

C
X
V
Lc
Lc
FIG. 3
C
WV
PLV
FV
CLV
WC
WC
PW
PW
FIG. 2
SUN ROOM
WARD
27.6 x 9 / 8
V
C
VV
WC
NC
B
K
OPEN TERRACE OVER CORRIDOR
H
OPEN TERRACE OVER CORRIDOR
PC
L
PW
U
R
KITCHEN
PW
DINING ROOM
FIG. 1.

Pavillon commun

Plan de l'étage principal et sections

Fig. 1. Plan de l'étage d'une salle de malades.

c. Cheminée centrale de ventilation.

v. Exit des conduits de ventilation.

h. Hall central.

pw. Chambres particulières.

w. Lavabos.

b. Chambre de bains.

w.c. Water-closet.

p. c. Chambre des vêtements des malades.

l. Lingerie.

n. c. Chambre de la garde.

c. l. Ascenseur du charbon et du linge souillé.

f. Ascenseur des aliments.

k. Cabinet de rinçage.

Fig. 2. Coupe transversale du bâtiment de service et de
la cuisine.

c. Cheminée centrale de ventilation.

v.w. Conduits de ventilation des water-closets.

w.c. Conduits pour les water-closets.

p.w. Ventilation des chambres privées.

d.r. Ventilation pour le réfectoire.

c.l.v. Ventilation de l'ascenseur pour le charbon.

f.v. Ventilation pour l'ascenseur des aliments.

p.l.v. Ventilation des cabinets de toilette et de lingerie.

spéciale dont nous avons parlé est destinée aux opérés qui ne peuvent être reportés après l'opération dans la salle commune.

Pavillon d'isolement. Il est situé à l'extrémité du corridor nord. Sa caractéristique est d'avoir un couloir central librement ouvert à l'extérieur à chaque extrémité. Les parois sont doubles, et il faut passer par un vestibule à deux rangées de portes pour entrer dans les chambres des malades. Chaque chambre mesure 13 pieds sur 1. Elle possède un foyer ouvert, avec cheminée séparée, placée au centre de la paroi intérieure. C'est d'un côté de ce foyer que se trouve l'entrée ; de l'autre se trouvent les water-closets, ceux-ci sont recouverts de fer galvanisé, et pourvus d'une cheminée d'échappement séparée, d'un conduit à vapeur circulante. Le système tout entier peut être nettoyé rapidement par la flamme. On arrive ainsi à isoler le malade non seulement de l'hôpital, mais encore des autres malades du même quartier. Il n'y a pas de chambre de bain ni cabinets communs, et l'air d'une chambre ne peut passer dans la voisine à cause du corridor central. L'air frais pénètre par des registres placés dans les parois extérieures ;

le chauffage et la régularisation de la température ne présentent rien de spécial. Cependant l'étendue de la surface chauffante est plus grande que dans le reste de l'établissement et est calculée à raison de 2 pieds cubes par seconde et par personne. Les excreta sont jetés dans un réservoir couvert de verre.

Dans le but d'empêcher autant que possible toute communication entre ce quartier et les autres, les infirmières y gardent leur service pendant longtemps.

Le *dispensaire*, à l'est de l'amphithéâtre, est réuni à celui-ci par un corridor fermé. C'est une construction en briques à un étage, mesurant 91×75 pieds. Il comprend une grande chambre d'attente centrale, ayant 52 pieds carrés, de chaque côté de laquelle se trouvent les chambres des médecins, des chirurgiens et des spécialistes. L'éclairage s'opère par une large ouverture du plafond.

L'*Institut de pathologie*, est dans l'aile nord, et n'a pas de connexions avec les autres bâtiments. Il est à deux étages et mesure 58×78 pieds. Au rez-de-chaussée : la morgue, une salle d'attente, un amphithéâtre d'autopsies, une salle pour les recherches privées, et d'autres pour les travaux de bactériologie. Au second : le laboratoire du directeur, un laboratoire d'histologie pathologique, un autre de pathologie expérimentale, un musée d'anatomie pathologique et une chambre de photographie.

La *morgue* mesure 17×29 pieds. Elle n'est pas chauffée et est ventilée de telle façon qu'il n'existe pas de communication entre elle et le reste de l'établissement. Le sol est revêtu d'asphalte. L'amphithéâtre d'autopsies mesure 29×38 pieds, et comprend deux étages. Il est éclairé par le haut, et à l'est. Le pavement est également en asphalte.

La *maison des infirmières* est un bâtiment carré, à quatre étages au-dessus du soubassement, mesurant 90 pieds de chaque côté. Le sous-sol renferme les conduits à vapeur, le charbon et les provisions. Au rez-de-chaussée se trouvent le réfectoire des infirmières, la salle d'enseignement, une salle de lecture et d'autres locaux. Au premier, un hall principal, un parloir, la bibliothèque, les appartements de la directrice, et des chambres pour les infirmières en chef. Les deux étages supérieurs contiennent des logements pour les élèves et les infirmières de garde, etc.

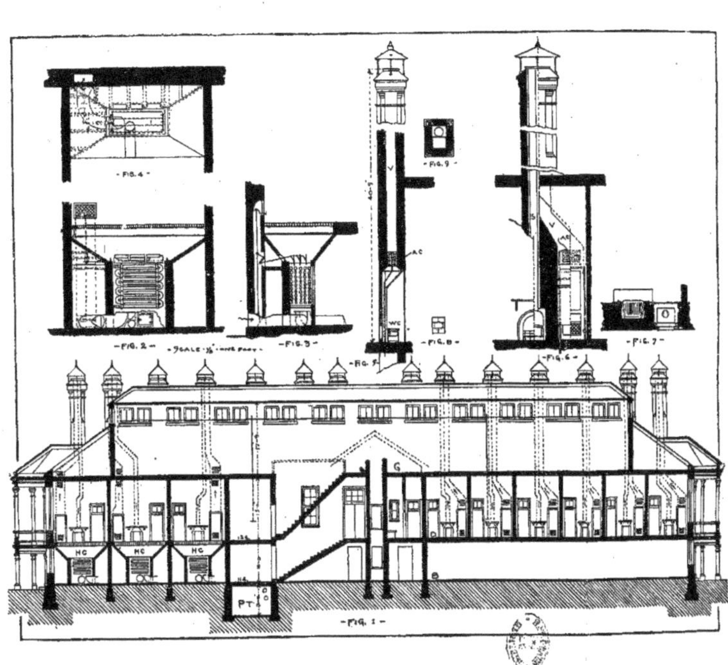

Légende.

Pavillon d'isolement

Section longitudinale

Fig. 1. Section longitudinale, nord-sud.
B. Soubassement.
D. Etage.
H.C. Chambres de chauffage à paroi perforée.
PT. Tunnel pour la machinerie.

Fig. 2. Section longitudinale des chambres de chauffage
à paroi perforée.

Fig. 3. Section transversale de ces chambres.

Fig. 4. Plan d'une chambre de chauffage.

Fig. 5. Section transversale d'un cabinet.
V. Cheminée de ventilation.
W.C. Cabinet.
A.C. Radiateur.

Fig. 6. Section longitudinale d'un cabinet et du foyer.
V. Cheminée de ventilation du cabinet.
S. Cheminée de ventilation du foyer.

Fig. 7. Plan du foyer et du cabinet.

Fig. 3. Coupe transversale du pavillon.
C. Cheminée centrale de ventilation.
X. Conduit de l'air des salles dans l'attique.
V. Conduit de l'air des salles dans le soubassement.
H.C. Radiateur.

Le bâtiment comporte en réalité une tour centrale carrée, entourée de tous côtés de corridors qui donnent accès aux rangées des pièces extérieures. Cette tour renferme une large cheminée de ventilation, l'escalier, les cabinets et les chambres de bains. Le bâtiment est complètement isolé de l'hôpital.

Nous devons attirer l'attention sur le mode de ventilation qui nous paraît fort heureux et qui mériterait d'être plus souvent appliqué. En général, les cheminées d'extradition sont ou non pourvues d'un brûleur ou d'un foyer destiné à aspirer les gaz et à les brûler au passage. Nous connaissons les inconvénients de ce système. A Johns Hopkins nous trouvons dans la cheminée non pas seulement au niveau du plancher ou à mi-hauteur, mais encore très haut, au niveau même des toits, un radiateur chauffé à la vapeur. Cette disposition présente les avantages suivants : presque tous les gaz sont brûlés au contact de l'appareil, il n'y a pour ainsi dire aucune surveillance à exercer, le tirage se produit à une grande élévation et est très efficace. Il est vrai que ces appareils sont fort coûteux.

Parmi les professeurs, signalons : MM. KELLY (gynécologie) bien connu par ses travaux sur le cathétérisme et la suture des uretères; W. OSLER (médecine), W. H. WELCH (pathologie), W. S. HALSTED (chirurgie).

WASHINGTON

Contrairement à ce que ferait croire son titre de capitale, Washington est loin d'être un centre, au point de vue des études médicales. Elle est inférieure à New-York, à Boston, à Baltimore et à Chicago, bien qu'un programme d'études affirme qu'elle est la plus riche des Etats-Unis en bibliothèques spéciales et en collections artistiques et scientifiques. Ajoutons qu'elle constitue un séjour en général très agréable et très favorable aux études ; c'est pour ainsi dire un immense jardin aux larges avenues bien ombragées, dessinées par des lignes d'arbres touffus, dans un site pittoresque et salubre.

Aussi le médecin qui parcourt les États-Unis peut-il se dispenser, en passant par Washington, d'une visite aux universités, qui sont pourtant au nombre de quatre et aux hôpitaux qui ne sont pas moins de dix-sept ou dix-huit (1).

____

(1) Beaucoup de renseignements se trouvent à ce sujet au *Bureau of education* (coin des 8e rue et G rue) qui contient une bibliothèque de 18,000 volumes et de 100,000 brochures, et rassemble toutes les indications fournies par les États de l'Union sur l'enseignement.

Mais il ne pourrait pas ne pas se rendre à *l'Institut médical de l'armée (The Army Medical Museum and Library)* qui est situé à côté du Musée national. au N -O. de B. et 7e rues S.-O., près de la *Smithsonian Institution* (1).

Ce Musée a été fondé pendant la guerre de sécession et complété dans la suite par les médecins de l'armée et de la marine, et aussi par les médecins privés. Cette construction aux vastes salles est à deux étages principaux.

Le Musée, extrêmement remarquable, renferme les pièces les plus diverses : fractures des os, pièces historiques (un fragment de la colonne vertébrale d'un ancien président, la rate d'un autre), des moignons d'amputation en cire, d'une grande variété et d'un très bon enseignement, des balles déformées très nombreuses, etc. Il y a 10,305 pièces de pathologie, 3,411 pièces d'anatomie, 12,260 préparations microscopiques, 1,717 pièces d'anatomie comparée.

La Bibliothèque, fort riche, contient 200,000 volumes. John Billings, son directeur, que nous avons cité à propos des institutions de Baltimore,

______

(1) Musée remarquable d'histoire naturelle et d'ethnologie.

y achève de dresser un *Index-catalogne*, qui constitue un précieux document bibliographique, et est
répandu déjà dans les bibliothèques américaines
et étrangères. Le classement y est fait par pays
(le département belge est uni a celui de la France).
Nous avons vu là une bibliothèque de périodiques
qui est probablement la plus complète du monde.
La salle de lecture est décorée de nombreux
tableaux de tout genre.

Pour être complet, nous dirons quelques mots
des universités et des hôpitaux.

L'*Université Howard* a été fondée en 1864, dans
le but d'instruire les jeunes gens, sans différence
de sexe ni de couleur, mais elle est patronnée
presque exclusivement par les noirs. Dans la
7e rue, aux confins de la Cité, construite en briques blanches, elle est située sur une colline, et
surmontée d'une tour élevée. Les cours ont lieu
le soir, afin de permettre à bon nombre d'étudiants
de subvenir à leurs besoins par le travail du jour.

Le *Collège médical national* est rattaché à *Colum-
bian University* (H et 15e rues N.-O.) qui a reçu le
titre de collège en 1821 et celui d'université en
1873. C'est, de Washington, celle qui est la mieux
réputée et dont les diplômes sont reconnus par le

plus grand nombre d'États. Elle compte sept à huit cents étudiants.

L'École médicale de la *National University* (1325 H str. N. W.) peut marcher de pair avec l'École homéopathique d'Ann Arbor : toutes deux possèdent presque autant de professeurs que d'élèves. Ses diplômes sont peu appréciés.

A l'*Université Georgetown,* dirigée par les Jésuites, est rattaché un Collège médical, dont les élèves suivent les cours de *Providence Hospital.*

Nous ne donnerons pas d'autres renseignements. Ils n'auraient d'ailleurs point d'intérêt pour le lecteur étranger.

Nous n'avons guère à parler non plus de l'Université catholique (*Catholic University of America*). Située à la campagne, aux limites de la ville et desservie l' « Électric car », elle a été fondée, en 1889, dans le but « d'instruire les diplômés ». Seule, la faculté de théologie est ouverte : les facultés de médecine, de droit , etc., le seront sous peu.

L'Université catholique est construite en granit bleu du Tennessee, avec parements de marbre blanc. Ses riches donations et le but qu'elle a à atteindre la feront prospérer rapidement, bien qu'elle date de 1882.

L'établissement hospitalier qui donne la meilleure impression est *Providence Hospital*, situé dans le voisinage du Capitole (coin de 2 d. et D str. S.-E.). L'aspect est en réjouissant, si ce mot est applicable dans l'espèce : des pelouses, des fleurs à profusion, des oiseaux, etc., et une propreté parfaite. La salle d'opérations vient d'être reconstruite d'après les principes modernes : l'amphithéâtre est garni d'environ cent soixante sièges. Il est dirigé par les Sœurs de la Charité. On y trouve de nombreuses salles particulières (en général à 20 dollars par semaine). Les sujets atteints de maladies mentales ou contagieuses sont exclus.

L'*Asile d'aliénés (the Government Asylum for the Insane)* est construit en style gothique, sur la rive sud d'Anacostia, au sommet d'une colline et au milieu d'un parc de 160 à 170 hectares. Comme beaucoup d'autres établissements de ce genre aux États-Unis, il mérite une visite.

XI

ANN ARBOR

C'est une petite ville universitaire de 9,5oo
habitants, située sur la rivière Huron. L'aspect
n'en est pas réjouissant, les rues y sont sales,
sablonneuses, désertes ; en y pénétrant on est
saisi de spleen. Aussi avons-nous hâte de nous
rendre à l'*Université*.

C'est un ensemble de vastes bâtiments séparés
au milieu de « campi » parsemés d'arbres. Contrairement à ses sœurs de l'Est, elle est subdidiée
par l'Etat de Michigan qui intervient dans son
budget annuellement pour la somme d'un million.
On prétend que ses premiers, et probablement ses
seuls donateurs, auraient été les Indiens qui lui ont
cédé les terrains sur lesquels elle est construite. Partout des laboratoires. Les études y sont aussi pratiques et aussi abrégées que possible, car dans le
pays des dollars, l'homme a une hâte extrême de
suffire son existence : à l'âge où nous entrons à
l'université, le jeune Américain est déjà un homme
d'affaires.

Un fait qui frappe lorsque l'on parcourt l Université, c'est le nombre de femmes étudiantes qu'on y rencontre. Elles sont 400 environ sur 2,900 élèves. Si elles m'ont paru avoir une allure indépendante, un air délibéré, je n'ai pas constaté chez elles cet « abominable sang-froid des nihilistes russes » dont parle, avec ironie, un auteur français.

A la suite d'influences. politiques, — nous avons dit que l'Université appartenait à l'État, — une école homéopathique a été établie à côté de l'école de médecine proprement dite. Il est vrai qu'elle n'existe pour ainsi dire que de nom, car, en première année, par exemple, elle ne compte que 18 élèves, alors que l'école allopathique en compte 128. Elle a ses professeurs spéciaux, ses cours organisés et son hôpital, et même des services de chirurgie et de gynécologie.

Ann Arbor s'est aussi annexé, comme plusieurs autres universités des États-Unis, une école dentaire qui délivre des diplômes de docteur. Cette école est fort sérieuse. Je voudrais voir notre pays entrer dans cette voie, car, en raison des moyens de diffusion scientifique que nous possédons aujourd'hui, nous sommes en droit d'exiger de la

pait de praticiens tels que les dentistes, des connaissances beaucoup plus étendues et plus appro-
fondies que celles qu'ils possèdent généralement.

DÉPARTEMENT DE MÉDECINE ET DE CHIRURGIE.

C'est la Faculté de médecine qui a été établie la
première à l'Université de Michigan. Elle a été
organisée par acte législatif en 1837 et ouverte aux
étudiants en 1850. L'année scolaire a été étendue
de six à neuf mois en 1877, la durée des études
portées à trois ans en 1880 et à quatre en 1890.
Les examens commencent à mi-juin, après les
cours.

Conditions d'admission. Le candidat doit avoir
dix-huit ans et avoir un certificat de moralité.

Ceux qui sont inscrits dans les départements de
littérature, de sciences ou d'arts, les gradués des
collèges littéraires de bonne réputation, les
diplômés d'écoles reconnues, de bonne réputation,
sont admis sans examen.

L'examen d'admission porte sur les branches
suivantes :

1. Langue anglaise : un sujet de style d'au
moins deux pages, orthographié correctement.

2. Mathématiques. En arithmétique : les règles fondamentales, les fractions, les proportions, le système métrique, les poids et mesures, etc; en algèbre : les règles fondamentales, les fractions, les équations du premier degré à deux ou plus de deux inconnues; la géométrie plane.

3. Physique. Le programme correspond à la philosophie naturelle d'Avery et à l'introduction de Gage à la science physique.

4. Botanique. Les éléments d'anatomie végétale et la physiologie de Gray.

5. Zoologie (de Packard).

6. Physiologie. Le corps humain (d'après Martin).

7. Histoire. L'histoire générale de Myers et celle des États-Unis (de Higginson, Johnson, etc.).

8. Latin. Le premier livre latin de Jean, la lecture de Harkness ou leurs équivalents. Cependant l'étudiant qui n'est pas à même de passer un examen de latin, peut être admis sous condition.

Cet examen a lieu fin septembre. Si l'étudiant ne peut se présenter à l'époque fixée, il aura à subir l'examen à la date fixée par la Faculté.

Programme des cours

PREMIÈRE ANNÉE

Premier semestre

	Nombre d'heures par semaine
Ostéologie et anatomie descriptive	5
Chimie générale	5
Bactériologie	4

Deuxième semestre

Anatomie descriptive	5
Physique	4
Chimie organique	3
Histologie	3

TRAVAUX PRATIQUES

Anatomie	ch. jour p^t 12 sem.
Chimie	"
Bactériologie	"

DEUXIÈME ANNÉE

LEÇONS

Premier semestre

	Nombre d'heures par semaine
Anatomie	5
Physiologie	5
Hygiène	3
Embryologie	2

LEÇONS

Deuxième semestre

Anatomie	5
Physiologie	5
Chimie physiologique	3
Hygiène	2

14

TRAVAUX DU LABORATOIRE

Anatomie	tous les j^rs pt 12 sem.
Chimie physiologique	"
Histologie	"
Electrothérapie	"

TROISIÈME ANNÉE

LEÇONS

	Nombre d'heures par semaine
Théorie et pratique	2
Chirurgie	3
Obstétrique et gynécologie	3
Matière médicale et thérapeutique	5
Maladies du système nerveux	1
Histologie pathologique	1

DÉMONSTRATIONS

Pathologie	tous les j^rs pt 6 sem.
Clinique médicale	"
Maladies nerveuses	"
Chirurgie opératoire	"
Obstétrique, gynécologie	"
Ophthalmologie, otologie et laryngologie	"

CLINIQUES

	Nombre d'heures par semaine
Médecine interne	2
Chirurgie	2
Gynécologie	2
Ophthalmologie	2
Maladies nerveuses	1

QUATRIÈME ANNÉE

LEÇONS

	Nombre d'heures par semaine
Théorie et pratique	3
Chirurgie	3
Obstétrique et gynécologie	3
Maladies nerveuses	2
Dermatologie et syphiligraphie	2
Ophthalmologie, otologie et laryngologie	1
Pathologie	1

CLINIQUES

Médecine interne	2
Chirurgie	2
Obstétrique et gynécologie	2
Dermatologie et syphiligraphie	2
Ophthalmologie, otologie et laryngologie	2
Maladies nerveuses	1

L'étudiant fait aussi des exercices pratiques au lit du malade : examens, prescriptions, pansements; opérations. En somme, il n'est pas, comme dans d'autres écoles, occupé de 8 heures du matin à 4 et 5 heures du soir.

Le laboratoire d'hygiène est vaste et pourvu des appareils de Koch. Le cours de bactériologie dure trois mois et comprend quatre heures de travaux pratiques par jour. On étudie tous les germes pathogènes connus et les plus importants des non-pathogènes. On emploie les miscroscopes de Zeiss et de Leitz. Tous les animaux utilisés pour les expériences sont fournis par le laboratoire. Il y a aussi des cours d'examen chimique et bactériologique de l'eau et d'analyse des substances alimentaires. Les étudiants de la dernière classe peuvent faire des recherches de ptomaïnes et de leucomaïnes. Des locaux divers sont annexés au laboratoire.

Dans le laboratoire d'électrothérapie, on trouve tous les appareils de production et de mensuration des courants. Les étudiants disposent de tous les matériaux nécessaires à la construction des batteries, des cautères, des électrodes, etc., et s'appliquent à l'étude pratique de l'électrophysique, de l'électrophysiologie et de l'électrothérapie.

Frais et dépenses : Inscription, 10 dollars pour les étudiants du Michigan et 25 pour les autres ; cotisation annuelle : 25 dollars pour les premiers, 35 pour les autres ; diplôme, 10 dollars ; dissections : 20 dollars ; laboratoires, 25 dollars pour celui de chimie, 15 pour celui d'hygiène, 5 pour celui d'histologie, 10 pour celui de pathologie, 3 pour celui de physiologie et 8 pour celui d'électrothérapie.

Les sommes payées pendant les quatre dernières

années, sous la forme de ses diverses inscriptions se sont élevées à 3o,ooo dollars.

Professeurs : C. NANCREDE (chirurgie), J. MARTIN (gynécologie), V. VAUGHAN (hygiène), etc.

A l'*Ecole homéopathique,* les cours spéciaux sont : la matière médicale, la petite chirurgie, la pharmacie, la thérapeutique, les maladies nerveuses, la clinique médicale, la chirurgie, l'ophthalmologie la gynécologie, la dermatologie, l'otologie et la laryngologie. Les autres cours sont donnés par la Faculté de médecine (allopathique) et suivis par les élèves homéopathes. Les examens d'entrée sont identiques et la durée des cours est aussi de quatre ans. A l'hôpital, il y a les sections de médecine, de chirurgie, de gynécologie et d'ophthalmologie.

A Iowa et à Minnéapolis, les deux facultés font aussi partie de la même Université ; chacun en a pris son parti, et l'entente y règne. D'autres collèges homéopathes existent à Baltimore, Boston, Cincinnati, Chicago, Kansas, Minnéapolis, Saint-Louis et San-Francisco, etc. Il y en a 17 et le nombre d'élèves est de 1140.

COLLÈGE DE CHIRURGIE DENTAIRE.
Ce collège constitue une Faculté et fait partie

de l'Université, comme c'est fréquemment le cas en Amérique. Il est important et les études y sont sérieuses. Nous croyons donc qu'il n'est pas sans intérêt de le décrire.

Il est devenu département de l'Université depuis 1875. L'année scolaire s'étend du 1er octobre au 15 juin, date des examens.

Conditions d'admission. Le candidat doit avoir dix-huit ans et avoir un certificat de moralité et de santé.

Les gradués d'un autre département de l'Université, les gradués de collèges, des académies et des hautes écoles reconnues, sont admis sans examen. L'examen porte sur les mêmes branches que celles qui réalisent les conditions d'admission à l'école de médecine.

Les examens ont lieu à Ann Arbor ou encore dans d'autres villes de l'Union (New-Orléans, Pittsburg, New-York, Springfield, Chicago, Minneapolis, San-Francisco, Cincinnati, Tacoma) et à Londres.

Mais celui qui a étudié la dentisterie dans un autre collège pendant au moins un an, peut être admis, après un examen, à une classe supérieure. Les diplômés en médecine et en chirurgie sont dispensés de l'examen sur les branches comprises au programme de ce département.

Les étudiants choisissent dans les locaux leur place d'après leur numéro d'inscription.

Les études durent trois ans et sont accompagnées d'exercices pratiques et de répétitions.

Programme des cours

PREMIÈRE ANNÉE

Premier semestre

	Nombre d'heures par semaine
Ostéologie et anatomie descriptive	3
Chimie générale	5
Chimie analytique	10
Pratique du laboratoire	10
Leçons de prothèse	1
Démonstrations de mécanique	3

Second semestre

Anatomie descriptive	3
Chimie générale	2
Anatomie pratique	12
Pratique du laboratoire	10
Leçons de prothèse	1
Démonstrations de mécanique	3

DEUXIÈME ANNÉE

Premier semestre

	Nombre d'heures par semaine
Anatomie descriptive	2
Histologie (leçons et exercices pratiques)	7
Bactériologie	3
Technique et prothèse dentaire	12
Leçons de dentisterie opératoire	2
Leçons de prothèse dentaire	2
Pathologie et chirurgie de la bouche	3
Matière médicale et thérapeutique dentaire	2
Chirurgie clinique	2

Second semestre

Physiologie	3
Anatomie dentaire	3
Dentisterie technique et prothétique	12
Leçons de dentisterie opératoire	2
Leçons de dentisterie prothétique	2
Pathologie et chirurgie de la bouche	3
Matière médicale et thérapeutique dentaire	2
Chirurgie clinique de la bouche	2

TROISIÈME ANNÉE

Dentisterie opératoire	2
Cliniques de dentisterie opératoire	15
Pathologie et chirurgie de la bouche	3
Matière médicale et thérapeutique dentaires	2
Chirurgie clinique de la bouche	2

L'anatomie est étudiée théoriquement et prati-
quement. Le cours complet d'anatomie générale
est donné avec celui de l'Ecole de médecine. On y
donne aussi une instruction spéciale concernant
l'anatomie et l'histologie de la bouche et l'anatomie
dentaire comparée. L'étudiant fait aussi des exercices d'histologie générale.

L'étudiant doit suivre le cours de chimie générale, de chimie analytique et spécialement d'analyse
de la bouche. La matière médicale dentaire comprend l'historie, la pharmacie, la pharmacologie et
la thérapeutique de tous les agents et remèdes
employés dans le traitement des affections de la
bouche, des anesthésiques, des analgésiques.

Il est inutile de nous étendre sur d'autres parti-
cularités : le programme des cours est suffisamment
explicite.

Obtention du diplôme. Le candidat au diplôme de
docteur en chirurgie dentaire doit avoir un certificat de moralité, avoir fait trois ans d'études et
avoir passé les examens de passage de deuxième
et de troisième année. Il doit avoir suivi tous les
cours à l'Ecole à moins qu'il n'ait été admis à une
classe supérieure.

A la demande de la Faculté, il peut être invité à

écrire une thèse sur un sujet imposé ; il doit présenter les travaux pratiques qu'il a faits au Collège
et fournir la preuve de ses aptitudes.

D'après le « Dentist Act » de l'Angleterre, les
diplômés du Collège, qui ne sont pas Anglais, ont
le droit d'être enregistrés par le « General Medical
Council » et de pratiquer l'art dentaire dans ce
pays sans avoir d'examen à subir.

Le Collège dispose des bibliothèques de l'Université, des musées, des laboratoires, des hôpitaux.

Le musée d'art dentaire renferme un grand
nombre de préparations d'anatomie, de physiologie,
de pathologie et d'histologie, une collection des
pièces de diverses époques de la dentition et des
processus séniles du tissu osseux. Le musée a été
enrichi grâce à la générosité de M. le professeur
Ford qui a fait don d'une collection de crânes et
de spécimens d'odontologie, qui en font un des
plus importants de l'Union.

La bibliothèque dentaire contient une collection
de presque tous les périodiques spéciaux du
monde.

Le laboratoire contient tous les instruments,
foyers, etc., destinés à la fabrication des appareils,
des pièces artificielles d'or, de gomme, d'argent,

d'aluminium, etc; il est aménagé pour contenir deux cents étudiants. L'inscription y est de cinquante dollars.

Professeurs : MM. W. DORRANCE, N. HOFF, J. TAFT, etc.

Livres recommandés : Anatomie : GRAY, TOMES, BLACK ; Physiologie : MARTIN, FOSTER ; Histologie : SCHAFER, KLEIN ; Pathologie : GREEN ; Pathologie dentaire : WEDL, INGERSOL ; Chirurgie buccale : GARRETSON, TOMES ; Dentisterie opératoire : HARRIS, TAFT ; Prothèse : RICHARDSON, HASKELL ; Difformités de la bouche : KINGSLEY, TALBOT, GUILFORD ; Métallurgie : ESSIG ; puis *American System of Dentistry ;* FARRAR's *Irregularities of the Teeth.*

XII

CHICAGO

Cette capitale de l'Ouest américain, dont le développement tient du prodige, possède aussi un
grand nombre d'écoles médicales, et beaucoup
même ont disparu. Les systèmes d'enseignement
les plus divers y sont représentés ; éclectique,
homéopathique, féministe, physio-médical ; le *Chicago College of Science*, bien qu'un de ses diplômes
ait été présenté à New-York, n'a même jamais
existé que sur le papier. Mentionnons parmi ces
disparus — une centaine ont déjà disparu dans
l'Union : — *The national University*, *Chicago correspondance University*, qui ont subsisté un an à peine ;
Chaddock School of Medecine, qui a eu sept années
d'existence. Nous ne parlerons pas des collèges
homéopathiques, qui sont au nombre de trois ou
quatre, ni de *Bennett College of Eclectic Medecine and
Surgery*, que nous n'avons pas trouvé utile de visiter,
et nous ne nous arrêterons qu'aux plus importants.

Collège Rush de médecine (*Rush Medical College, Medical Department of Lake Forest University*).

Nous avons éprouvé beaucoup de satisfaction à le visiter, et surtout à nous rendre, à plusieurs reprises, à l'hôpital qui est annexé. C'est un des plus anciens de l'Ouest: il date de 1842, et pendant ce demi-siècle, il en est sorti plus de cinq mille médecins.

Situé au coin de Wood et West Harrison Streets, c'est-à-dire à côté de l'hôpital presbytérien, de la policlinique, du Collège des Médecins et Chirurgiens, de l'hôpital de la Cité et du Collège pour femmes.

Cela constitue un ensemble d'institutions médicales dont la proximité les unes des autres est fort commode pour le visiteur. On s'imagine, en effet, combien de temps on perdrait à les parcourir si elles étaient disséminées dans cette gigantesque cité, dont certaines rues ont de six à sept lieues de longueur.

Remarquons qu'au programme de *Rush Medical College* figurent un cours pratique, de matière médicale et de thérapeutique, un cours d'auscul-.tation, de percussion et de médecine opératoire sur le cadavre (*operative Surgery upon the cadaver*).

COLLEGE OF PHYSICIANS AND SURGEONS OF CHICAGO.

813, West Harison Streets; il en est à sa douzième année d'existence et compte environ 150 élèves. La durée des études y est de quatre années. L'amphithéâtre d'anatomie est situé au cinquième étage.

L'ÉCOLE DES DIPLOMÉS (*Post-Graduate Medical School and Hospital of Chicago*).

819-823 W. Harrison St., il fait des éfforts méritoires pour augmenter sa réputation.

PRESBYTERIAN HOSPITAL.

Congress St., Hermitage Avenue et Wood Str. Construction à six ou sept étages, datant de 1883; 203 lits. L'amphithéâtre de clinique chirurgicale, dont le mur de fond porte des plaques commémoratives diverses, est très vaste. Le brillant clinicien, M. Senn, y attire une foule d'auditeurs. Sa parole claire et nette, son grand accent de conviction, sa chaleur dans le débit, sa science très étendue, son habileté dans l'opération et le diagnostic, sa méthode personnelle justifient cette célébrité. La clinique est toujours abondamment

fournie de sujets; il y défile parfois une dizaine de
malades et on y fait jusque huit opérations par
séance. Il est vrai que les séances diverses durent
parfois trois heures. Le praticien et ses aides se pla-
cent toujours de façon à laisser suivre aux élèves
tous les détails de l'opération. Le professeur fait
circuler dans l'auditoire des préparations microscopiques, et le microscope lui-même auquel une
lampe est fixée. J'y ai vu jusqu'à six malades à la
fois, dont quatre étaient étendus sur des lits.
Enfin, la leçon est accompagnée d'interrogations ;
les élèves peuvent avoir étudié tel cas au préalable
et viennent l'exposer à la clinique.

J'ai assisté à diverses opérations: celle d'un
nævus maculosus par l'excision et la greffe, d'un
vaste cancer parotidien, d'une hernie non étran-
glée (1) (le pédicule est attiré au dehors, tordu sur
lui-même, passé dans une ouverture faite à la paroi
supéro-antérieure du canal inguinal et suturé; les
piliers sont suturés à part; le pansement consiste
en une pièce de gaze qu'on fixe au collodion); un

(I) La méthode de Bassini est très populaire en
Amérique.

Parmi les ouvrages de M. le professeur Senn, citons :
Principles of Surgery, illustraded with 109 wood-engrav.
1891 et *Tuberculosis of Bones and Joints*, illust. with 107
engr. 1893.

cas d'épilepsie jacksonnienne (une rigole circulaire est creusée à l'aide d'un gouge recourbée sur le plat, la dure-mère est ouverte, le ventricule ponctionné à l'aide d'une seringue de Pravaz; la dure-mère n'est pas réunie, mais elle est remise en place mais à un niveau un peu plus élevé, après qu'on a excisé sur les bords plusieurs fragments qui serviront au drainage); d'un cas de torticolis traité par l'allongement autoplastique d'un sterno-mastoïdien, allongement obtenu par deux incisions transversales, l'une sur un bord du muscle, l'autre sur le bord opposé, et écartées de plusieurs centimètres, et jointes par une troisième incision longitudinale, le tout formant un Z. Les deux moignons ainsi constitués sont réunis bout à bout.

Cook County Hospital.

Il contient environ 5oo lits. L'amphithéâtre de clinique y est fort grand; j'y ai vu donner la clinique chirurgicale par M. le professeur Murphy, homme d'un incontestable talent.

Décrire les autres hôpitaux, si nombreux à Chicago, tel que *the United States Marine Hospital* qui a coûté deux millions, *the Mercy Hospital*, etc., serait oiseux et sans intérêt.

En terminant ce chapitre, nous avons à signaler l'*University of Chicago* qui coûtera une dizaine de millions de dollars et occupera une partie des terrains de la *World's Fair*, de la 56e à la 59e rue, entre Ellis et Greenwood Aves. Elle aura des facultés de droit, de théologie, de génie civil, d'arts mécaniques, de médecine, d'électricité, de pédagogie, des beaux-arts et de musique. Nous avons eu l'occasion de décrire son organisation compliquée, qui nous fait répéter que tout est gigantesque à Chicago : cette université couvrira environ 24 hectares. Pour citer un détail d'un autre ordre, disons qu'un citoyen de Chicago, Charles T. Jerkes, a déjà fait don à l'établissement d'une somme de 2,600,000 francs pour l'achat d'un télescope. Pour donner une idée de l'importance accordée ici aux établissements d'instruction générale, il suffit de dire que les écoles de Chicago, réunies auraient une valeur de plus de 260 millions de francs.

EXPOSITION DE CHICAGO.

Nous y distinguons d'abord un hôpital et quatre postes de secours. L'hôpital renferme deux salles, de chirurgie et de médecine, ayant chacune dix lits, et une troisième de trois lits pour les femmes en couches. En outre, des locaux pour le surintendant, les médecins et les internes. Les postes de secours sont organisés comme les postes de pompiers : au signal de la sonnerie électrique, l'infirmier fait sortir un cheval qui se trouve dans une place voisine ; les brancards de la voiture d'ambulance sont levés et les harnais placés au-dessus d'eux ; en une demi-minute, la voiture est partie.

Il a été construit en juin 1891, et, jusqu'en mai 1893, il y a été traité près de 12,000 cas. Pendant les mois de mai, juin, juillet et août suivants, le nombre de secourus a été respectivement de 2,621 2,966, 3,300 et 2,700. Les accouchées y séjournaient de un à deux jours, puis étaient transportées dans un hôpital de Chicago. Il en était de même pour les cas de maladie ou d'accident. Ce que nous savons des hôpitaux américains nous dispense de parler de son aménagement.

Signalons aussi la Maison où les enfants de 3 semaines à 5 ans pouvaient être laissés en garde par leurs parents moyennant une somme de 25 cents (1,25 fr. par jour). Il y avait 19 gardes. Il s'y est produit quelques cas d'erreur.

Dirons-nous aussi qu'en ce qui concerne l'Exposition proprement dite, les établissements d'instruction des Etats-Unis avaient rivalisé entre eux à tous les points de vue? Nous y avons admiré bien des choses, trop longues à décrire. Quant aux pays étrangers, il est inutile de dire que la Germanie tenait le premier rang. Plusieurs universités y ont pris une part considérable : plans superbes, livres, bustes et portraits (Helmholtz, Humboldt, Liebig, Weber, Virchow, etc.), préparations anatomiques de Waldeyer, de Wickersheim, de Hertwig, pathologiques de Virchow, installations et instruments par Bergmann, Olshausen, bactériologie, etc.

XIII

NEW-HAVEN

Cette « Cité des ormes » est un centre industriel considérable, qui n'est cependant peuplé que de 82,000 habitants. Elle est surtout connue aux États-Unis par sa célèbre institution : *Jale University*, qui est une des plus anciennes et des plus importantes. Iale a été fondée en 1701, et compte 1,980 étudiants et 185 professeurs et instructeurs. Elle présente, par ses vastes proportions et sa longue existence, les conditions les plus favorables pour l'étude de l'organisation d'une grande université américaine. On distingue l'*Alumni Hall* où ont lieu annuellement les examens et où se réunissent les diplômés ; la bibliothèque (*Library Building*) qui contient plus de 160,000 volumes ; le *Peabody Museum*, renfermant les collections de géologie, de minéralogie et de zoologie et les fameuses collections paléontologiques que M. Othniel C. Marsh a recueillies, il y a plus de vingt ans, au milieu des plus grands dangers, dans les montagnes rocheuses, où les Indiens régnaient en maîtres ; nous remercions l'illustre professeur de la bienveillante cordialité avec laquelle ils nous a accueilli ; la *Sheffield Scientific School*, institution destinée à former des chimistes, des biologistes et des ingénieurs; sa population est importante et c'est à elle surtout que l'université doit son renom; elle possède aussi des laboratoires de perfectionnement.

ÉCOLE DE MÉDECINE (*Iale Medical School*).

Elle date de 1810; une charte autorisa le président et les membres de *Iale College* et la Société de médecine du Connecticut à établir un séminaire médical, l'institut médical du collège Iale. L'enseignement y fut commencé en 1813, par quatre professeurs élus par la corporation du collège entre des candidats désignés par la Société médicale. Au début, l'instruction n'était donnée que pendant l'hiver ; plus tard, elle le fut aussi pendant le printemps. En 1879, on décréta un examen d'entrée et, en 1884, d'accord avec la Société médicale, les autorités du collège assumèrent la responsabilité complète de l'école. En même temps, les méthodes d'enseignement furent modifiées et sont devenues aussi pratiques que possible.

Nous n'aurons pas plus à en dire, car l'école est en définitive peu importante : on y compte septante-six étudiants seulement. Nous avons parlé plus haut des récompenses spéciales qui y sont décernées.

Sa célébrité lui vient de l'université dont elle fait partie ; aussi pendant longtemps ses diplômes ont-ils joui d'une grande considération en Amérique, mais cette considération diminue à mesure que se fondent d'autres institutions dans des villes plus peuplées.

Les locaux sont suffisants et les laboratoires bien aménagés. Le minerval annuel est de 140 dollars.

Je ferai grâce au lecteur de détails sur le *New Haven Hospital*, d'une architecture bizarre, qui vient de construire une nouvelle salle d'opérations, et va élever, pour les infirmières, de nouveaux locaux qui nécessiteront une dépense de 42,000 francs.

L'enseignement médical se donne dans le *New Haven Hospital*, où on rencontre beaucoup de cas de chirurgie traumatique, ainsi qu'à *New Haven Dispensary*, policlinique assez fréquentée, établie sur les terrains de l'université. A l'hôpital, les médecins font leur service à tour de rôle comme à *Massachu-setts* de Boston ; les médecins résidents sont nommés annuellement au concours. Mais dans d'autres hôpitaux et dans beaucoup d'écoles, les chefs de service et les professeurs sont nommés au choix.

XIV

BOSTON

Cette agglomération d'un million d'âmes environ (1), surnommée l' « Athènes d'Amérique », a
vu, comme beaucoup de villes américaines, naître
et disparaître, parfois au bout d'un an, les écoles
les plus diverses. Il en a été ainsi pour le *Bellevue
Medical College of Massachusetts*, le *Medical Department of the American University of Boston*, le *First
Medical College of the American Health of Society*,
l'*Excelsior Medical College*, qui avaient été pourtant
organisés d'après les lois sur les associations de
charité, d'éducation, etc. La loi de 1883 défendit
aux corporations de ce genre de délivrer des
diplômes sans autorisation spéciale par acte législatif. La première, et une autre que nous ne citons
pas, étaient *fraudulent*. Il existait d'autres écoles
fraudulent en Amérique, mais actuellement toutes
ont probablement disparu. De même les écoles

____

(1) La ville proprement dite compte déjà 480,000 habitants.

irrégulières (botaniques, physio-médicales, éclectiques, hygéio-thérapeutiques) tendent aussi à disparaître. Le mot éclectique s'applique aux écoles qui ne sont pas rattachées à une secte religieuse, mais il a pris pour beaucoup la signification d'irrégulier. Dans ces écoles les cours sont incomplets et les agents thérapeutiques d'origine minérale sont exclus. Nous en avons signalé dans plusieurs villes : on les rencontre à Atlanta, Chicago, Cincinnati, New-York, Saint-Louis, etc.

Constatons cependant que l'exercice de la médecine est libre dans le Massachusetts. Aussi Boston compte-t-il une foule de médecins ou de gens qui prennent ce titre (1,600) : le nombre de praticiens réguliers est de 400.

L'école principale est l'École médicale de l'Université *Harvard*, très célèbre en Amérique, à laquelle est rattachée une *Ecole des diplômés*, qui fonctionne sur le même pied que celle de New-York, de Chicago, etc., et organise même des cours cliniques et pratiques dans plusieurs hôpitaux. Disons, en passant, que plusieurs de ces Ecoles sont des véritables *sociétés par actions*, dans lesquelles chacun a un double intérêt, pécuniaire et scientifique, à ce que le personnel enseignant soit à la hauteur de sa mission. L'*Ecole dentaire* est aussi très bien organisée.

Nous citerons également le *College of Physicians and Surgeons*, qui a été organisé en 1880 et qui délivre de dix à quinze diplômes par an ; puis la *Boston University School of Medecine* (homéopathique), avec laquelle s'est fusionné, en 1864, the *New England Female Medical College*. Ce collège homéo-pathique comptait 94 élèves en 1890 et avait délivré 27 diplômes de docteur. Le nombre des élèves homéopathes de l'Union est de 1.200.

ÉCOLE HARVARD. (*Harvard University Medical School*).

Elle dépend de *Harvard University*, fondée en 1636 par le Rév. John Harvard, diplômé du Collège Emmanuel, de Cambridge. Vers le milieu de la ville, au coin de Boylston et d'Exeter Street, au voisinage de nombreux monuments publics, à proximité de la fameuse bibliothèque publique, du Musée des beaux-arts et de l'Institut de techno-logie.

L'École médicale a été organisée en 1782 ; elle a été reconstruite il y a treize ans et compte environ 280 élèves ; elle délivre annuellement 70 diplômes environ. Comme c'est le cas pour la plupart des universités américaines, l'examen d'entrée n'est pas fort difficile à passer.

L'Université comprend les écoles et institutions suivantes : *Harvard College, Lawrence Scientific School, Divinity School, Law School, Medical School, Dental School, School of Veterinary Medecine, Bussey Institution, University Chapel, Libraries* (bibliothèque), *Chemical Laboratory, Jefferson Physical Laboratory, The University Museum, Museum of Comparative Zoology, Peabody Museum of American Archeology and Ethnology, Semitic Museum, Botanic Garden and Herbarium, Astronomical Observatory, Arnold Arboretum, etc.*

Nous avons parlé plus haut de son laboratoire de psychologie expérimentale, qui est un centre d'enseignement très pratique et de recherches. Il en existe plus de quinze aux États-Unis (à Clark, Cornell, Iale, Madison, Pennsylvania, Princeton, Toronto, Wellesley, etc.

Les statistiques qui suivent nous montrent l'importance de la population universitaire.

	1886-87	1887-88	1888-89	1889-90	1890-91	1891-92	1892-93	1893-94
Collège	1077	1138	1180	1271	1339	1456	1598	1647
Ecole scientifique	14	20	35	65	88	118	181	277
Diplômés	70	96	95	107	125	189	206	254
Divinité	20	16	26	35	41	39	43	47
Droit	180	215	217	254	279	368	394	352
Médecine	271	263	275	290	328	399	451	442
Art dentaire	28	32	42	35	44	51	53	71
Médecine vétérinaire	25	26	23	20	20	31	39	50
Institution Bussey	8	7	6	2	7	14	7	12
Nombre total d'étudiants	1693	1813	1899	2079	2271	2660	2969	3142
Augmentation	24	120	86	180	192	389	309	173
Personnel enseignant	179	181	198	217	242	253	294	306

Le caractère de l'enseignement médical est éminemment pratique, et dès la première année, « l'élève est mis face à face avec les faits ». Pendant cette période, il étudie l'anatomie, la physiologie, la chimie, la matière médicale et la bactériologie. Seconde année : anatomie, chimie médicale, pathologie, médecine et chirurgie clinique. Troisième année : cliniques, obstétrique, pédiatrie, dermatologie et gynécologie. Quatrième année : sujets généraux de médecine et de chirurgie et sujets spéciaux au choix de l'étudiant; cours de médecine opératoire, microscopie clinique.

Le démonstrateur ou ses assistants dirigent les élèves pendant les dissections qui doivent avoir un « caractère satisfaisant ». L'anatomie est enseignée de la manière la plus pratique par M. T. Dwight,

qui possède une collection très complète de grandes
et belles figures anatomiques, d'échantillons ostéo-
logiques plus grands que nature, en papier mâché,
dont il se sert en même temps que de pièces naturelles. Ces modèles sont très légers et tous les
détails peuvent en être vus à distance. Pour les
obtenir, on commence par préparer des pièces
d'argile, qui sont confectionnées sous la surveillance du professeur et dont on fait ensuite le
moulage.

Le musée d'anatomie comprend une collection
variée de corrosions (foie, reins, etc.), métalliques
et autres (la trame organique a été enlevée après
un séjour dans l'acide chlorhydrique), de nombreuses anomalies de la colonne vertébrale (vertè-
bres à côtes diminuées ou augmentées en nombre);
on y voit un bras qui montre encore le biceps et le
triceps, l'humérus ayant été éliminé à la suite
d'une fracture; un membre supérieur disséqué
portant un humérus, deux cubitus, pas de radius,
quatre doigts gauches et trois doigts droits; un
crâne dont la face et le front ne sont constitués,
pour ainsi dire, que par des exostoses; de nombreuses figures de pathologie (tumeurs et autres)
faites au Japon; des coupes variées d'os permettant

d'étudier, d'une façon approfondie, la structure macroscopique. Nous y avons surtout remarqué une corrosion d'un membre inférieur dont les artères et toutes leurs branches anastomosiques sont parfaitement conservées. Le musée possède, parmi ses pièces exceptionnelles, le crâne d'un homme travaillant dans une mine, qui a été perforé par une tige métallique ; celle-ci est entrée par la fente sphénoïdale, a traversé la base du crâne, au niveau du nerf optique, qui a été touché sur sa face externe (il ne s'enflamma que consécutivement), et est sortie par le point correspondant de la voûte crânienne ; le blessé vécut encore onze ans et mourut, croit-on, de méningite.

La physiologie est enseignée par M. H.-P. Bow-ditch, très connu en Europe. Les exercices pratiques y sont nombreux. Parmi les appareils inventés par le professeur, nous voyons : l'appareil d'étude du réflexe rotulien (un déclanchement électrique fait sauter un marteau qui frappe la région du tendon rotulien, le pied pousse un levier à l'aide duquel le tracé en sera inscrit sur du papier noirci ; on peut exciter simultanément ou non les deux pieds, tout en faisant ou non contracter les muscles et noter ainsi l'influence retardatrice ou accélératrice des centres nerveux. Notons aussi un appareil à respiration artificielle, inventé par le professeur, qui s'adapte à un conduit d'eau. Pour ces travaux de laboratoire, les élèves ont à leur disposition un résumé imprimé d'une trentaine de pages.

En ce qui concerne les exercices pratiques d'anatomie pathologique, les élèves ont à leur disposition une feuille imprimée au *type-writer* avec description complète des lésions à étudier.

Les cours d'embryologie (professeur C.-S. Minot) et d'histologie durent toute l'année ; l'élève est obligé de tenir un cahier où il dessine les spécimens qu'il examine. La bactériologie est étudiée avec soin. C'est, dit J.-C. Warren, la meilleure école de chirurgie aseptique ; le laboratoire a coûté 220,000 francs.

Disons enfin que la première année d'études se passe presque tout entière dans les locaux du collège et que l'examen d'entrée est peu difficile.

Professeurs connus : W.-L.-Richardson (obstétrique), E.-H Bradford (chirurgie et orthopédie). C.-S. Minot (embryologie), V.-J.-C. Warren (chirurgie, etc.), F. Cheever Shattuck (clinique médicale), etc.

L'*Ecole dentaire Harvard* est des plus sérieuses. Elle compte 61 étudiants (40, 13, 18). Son exposition à Chicago était remarquable ; on y distinguait surtout une collection de crânes anciens des îles Hawaï, fort intéressante au point de vue de la dentisterie préhistorique.

Nous croyons qu'il n'est pas sans utilité d'en transcrire le programme des cours.

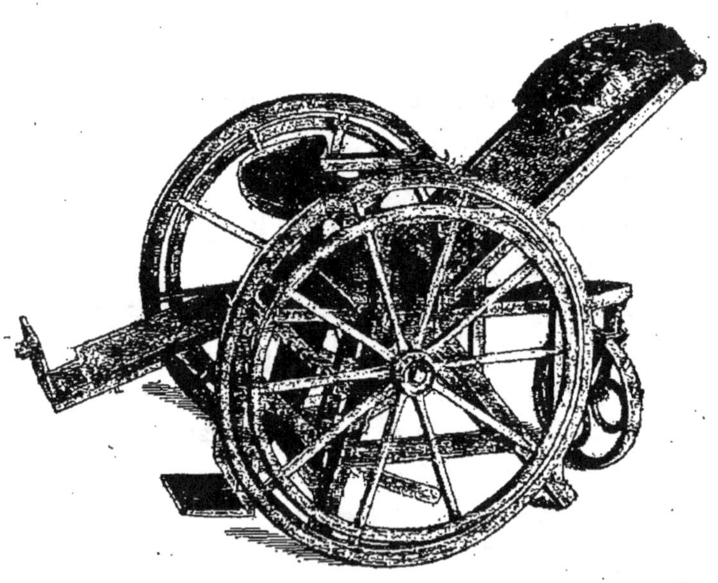

CHAISE ROULANTE POUR COXALGIQUES

First Class.

MEDICAL SCHOOL, BOYLSTON ST.

	MONDAY	TUESDAY	WEDNESDAY	THURSDAY	FRIDAY	SATURDAY
9	Anatomy, L. Prof. Dwight Lect.-room C.	Anatomy, L. Prof. Dwight. Lect.-room C.	1 Anatomy, L. Prof. Dwight. Lect.-room C.	1 Anatomy, L. Prof. Dwight. Lect.-room C. 2 Physiol. C. Lect.-room A.	Anatomy, R. Drs. Munro and Bryand. Lect.-roms C and D.	
10	1 Hygiene, L. Dr. Harington	{ Histol. Laborat. Prof. Minot and Dr. Quincy. }	Histology. L. Prof. Minot.	{ Histol. Laborat. Prof. Minot and Dr. Quincy. }	1 Histology. L. Prof. Minot.	Physio.., R. Prof. Bowdicht. Lect.-rm. A.
11	Physiology. L. Prof. Bowditch. Lect.-room A.		Physiology. L. Prof. Bowditch. Lect.-room A.		Physiology. L. Prof. Bowditch. Lect.-room A.	Chemistry L. or R. 5 weeks. Prof. Hills. Lect.-r'm A. ° Laborat'y.
12		Chemistry, L. Prof. Hills. Lect.-room A.		Chemistry, L. Prof. Hills. Lect.-room A.		° Laborat'y.
2	° Laboratory.	Physiology. Dem. Prof. Howell. Lect.-room A.	{ Dr. Upham. Practical Dentistry. Dtl. Hosp. No. Grove St. }	° Laboratory.	{ Dr. Codman Practical Dentistry. Dtl. Hosp. N. Grove St. }	
3	2 Bacteriology L. Asst. Prof. Ernst. Lect.-room A.					
4	Laboratory.					
5	x Anatomy. Dem. Dr. Mixter. Lect.-room D. Pract. Anat. Asst. Prof. M. H. Richardson. Lect.-room C.	x Anatomy. Dem. Dr. Mixter. Lect.-room D.	x Anatomy. Dem. Dr. Mixter. Lect.-room D. Pract. Anat. Asst. Prof. M. H. Richardson. Lect.-room C.	x Anatomy. Dem. Dr. Mixter. Lect.-room D.	x Anatomy. Dem. Dr. Mixter. Lect.-room D. Pract. Anat. Asst. Prof. M. H. Richardson. Lect.-room C.	

° In sections.　　　† During first half-year.　　　† During second half-year.

The studies of the first year are pursued at the Medical School, corner Boylston and Exeter Streets.

Second Class.

DENTAL HOSPITAL, NORTH GROVE ST.

	MONDAY	TUESDAY	WEDNESDAY	THURSDAY	FRIDAY	SATURDAY
9	Surg. Path. L. D. Monks. 10 weeks. Lect.-room B. °Dent. Chem. L. Dr. Worcester 10 weeks. Lect.-room B.	Mat. Medica. and Thera., L. Asst. Prof. Briggs. Lect.-room A.	Op. Dent., L. Prof. Fille-brown. Lect., room A	Prac. Mechan. Dentistry. Lab. Dr. Moritz.	Oral Anat. & Physiology, L. Dr. Stanton. Lect.- room A	Mechan. Dent., L. Prof. Chand-ler. Lect.-rm. A.
10	Prac. Mechan. Dentistry. Lab. Dr. Eldred.	Prac. Mechan. Dentistry. Lab. Dr. Bartlett.	Prac. Mechan. Dentistry. Lab. Dr. Withe.		Prac. Mechan. Dentistry. Lab. Dr. Bixby.	Prac. Mech. Dentistry. Lab.
10				Dent. Path., L. Dr. Brackett.		
11						
12				Laboratory. Prac. Mechan. Dentistry.		
	Dr. Moriarty. Dem.	Dr. Moriarty. Dem.	Dr. Moriarty. Dem.	Dr. Moriarty. Dem.	Dr. Moriarty. Dem.	Dr. Moriarty, Dem.
2	Pract. Op. Dentistry. Dr. Holmes.	Pract. Op. Dentistry. Dr. Kelley.	Pract. Op. Dentistry. Dr. Howe.	Pract. Op. Dentistry. Dr. Blaisdell.	Pract. Op. Dentistry. Dr. Bradley.	
4	Dr. Paul. Dem.	Dr. Paul. Dem.	Dr. Paul. Dem.	Dr. Paul. Dem.	Dr. Paul. Dem.	
5						

° During second half-year.

Third Class.

DENTAL HOSPITAL, NORTH GROVE ST.

	MONDAY	TUESDAY	WEDNESDAY	THURSDAY	FRIDAY	SATURDAY
9	° Neurol'gy,L. 6 weeks. Dr. Walton. Lect.-room A. Dr. Cooke. ° Crown and. Bridge work. Clin. Lect. or Dem. Dr. Clapp. 4 weeks in Dec. Dr. Potter, 5 weeks in Jan.	Prac. Mechan. Dentistry. Lab. Dr. Barlett.	Op. Dent., L. Prof. Fille-brown. Lect.-room A.	Orthodontia. L. or Dem. Dr. Smith. Lect.-room A.	Prac. Mechan. Dentistry. Lab. Dr. Bixby. °Dr. Stoddard.	Necham. Dent., L. Prof. Chandler. Lect.-rm. A.
10	Prac. Mechan. Dentistry. Lab. Dr. Eldred.		Prac. Mechan. Dentistry. Lab. Dr. White.	Prac. Mechan. Dentistry. Lab. Dr. Moritz.		Prac. Mech. Dentistry. Lab.
12	Dr. Moriarty. Dem.	Dr. Moriarty. Dem.	Dr. Moriarty. Dem.	Dr. Moriarty. Dem.	Dr. Moriarty. Dem.	Dr. Moriar-ty, Dem.
2	Pract. Op. Dentistry. Dr. Gillett.	Pract. Op. Dentistry. Dr. Taft.	Pract. Op. Dentistry. Dr. Eddy.	Pract. Op. Dentistry. Dr. Banfield.	Pract. Op. Dentistry. Dr. Board-man.	
4	Dr. Paul. Dem.	Dr. Paul. Dem.	Dr. Paul. Dem.	Dr. Paul. Dem.	Dr. Paul. Dem.	
5						

° During second half-year.

Les hòptiaux sont nombreux. Arrêtons-nous aux trois principaux :

Hopital de la Cité (*Boston City Hospital*).

A côté de l'hôpital homéopathique, dans Harrison Avenue, près de Concord Street. Vaste et bel édifice de granit, de 7 acres de terrain, construit par la ville. Les locaux sont très grands, bien aérés et d'une belle blancheur. Un mot sur le service des autopsies : on attend qu'on en ait obtenu l'autorisation et on y procède parfois le cinquième jour et même plus tard. Pendant ce temps, le cadavre est conservé dans une grande caisse au fond de laquelle se trouvent des morceaux de glace; il repose sur un lattis; on le recouvre de glace et de sel; on referme le couvercle et par-dessus on étend une toile cirée qui empêche la pénétration de l'air.

Il faut mentionner les installations d'alimentation qui sont réellement superbes.

Mais j'ai visité avec un vif plaisir, sous la conduite de M. le professeur Bradford, qui a usé envers moi d'une grande obligeance, l'Hopital des enfants (*the Children's Hospital*), Huntington Av., près de

W. Chester Park, dont les installations sont irré-
prochables.

On s'y sert de chaises mécaniques de formes
variées, roulantes ou non (Fig. p. 244), dont le dos-
sier peut se relever ou s'abaisser à volonté et qui
portent une planchette latérale qu'on peut recourber
et sur laquelle s'appuie le membre inférieur ; dans
d'autres, un côté porte à faux (coxalgie) ; celles-ci
sont de date ancienne. Il existe aussi dans l'établissement un grand atelier et une belle collection
d'appareils variés. On y construit, sur modèles en
plâtre, beaucoup de corsets orthopédiques en
papier qu'on recouvre de gaze et qu'on borde de
cuir. Ces appareils sont livrés au prix de revient
aux patients. C'est là un usage que nous voudrions
voir introduire dans nos établissements hospitaliers.

Hopital général de Massachusetts (*Massachusetts General Hospital*).

Vaste construction de granit sur la Charles River,
entre Allen et Bridge Str. Il est fort ancien, mais
on y a élevé récemment de nouveaux pavillons.
Le service de chirurgie y est fait alternativement
par le professeur Richardson et par le professeur

Collins Warren. Nous y remarquons la salle d'opérations de Bigelow (Henry Bigelow operating
Theater). Le chirurgien et ses aides portent un
large pantalon et un veston blancs.

La maternité (*Boston Lying-in Hospital*) — à
laquelle est rattachée une *Nurse's School* — ne présente, à vrai dire, rien de bien spécial.

Il a été fondé en 1811 et ouvert en 1821. Jackson
(qui y fit ses travaux sur l'éthérisation) et Warren
(que nous avons déjà cité) en furent les premiers
chefs de service. Les « trustees » se réunissent tous
les quinze jours, examinent les comptes tous les
trois mois, et se répartissent, comme ailleurs en
comités; deux d'entre eux sont chargés, à tour de
rôle et par mois, de l'inspection de l'hôpital; ce
comité d'administrateurs inspecteurs est accom-
pagné d'un comité de dames-inspectrices, *Ladies'
vising Committee*. A cet hôpital sont annexés un
hôpital de convalescents qui reçoit annuellement
près de 400 malades (368) et un asile d'aliénés
Mc Lean Hospital, situé à Somerville. Un
nouvel asile est en construction à Waverley. Le
prix pour les malades payants est de 10 dollars
par semaine, alors qu'un malade coûte (dans les

chambres communes) 4,54 dollars en plus. Aussi l'administration, et c'est le cas pour de nombreuses institutions hospitalières de l'Union, fait-elle appel à la générosité publique. Les dépenses de l'hôpital (non compris les annexes) ont été de 797,883 fr. en 1892; 3325 malades y ont été traités en 1892.

A Mc Lean existe une Ecole d'infirmiers et d'infirmières des plus réputées. Leur instruction pratique est complète (pansements les plus divers, observation de l'appétit, de la température, des effets thérapeutiques, etc.). En outre, nombreuses conférences faites par des médecins et par l'infirmier ou l'infirmière en chef. Il subissent des examens partiels de temps en temps. Les infirmiers reçoivent 23 dollars par mois la première année, 25 la seconde, les infirmières 12 et 15, mais ont à payer leur uniforme. Les diplômés reçoivent 25 dollars par mois la première année, et 30 après.

En 1891, il y avait 34 écoles. Leur nombre est actuellement de 40. Voici le résumé du tableau publié par le commissaire de l'éducation pour 1890.

	NOMBBE D'ÉCOLES	MAITRES	ÉLÈVES	ÉLÈVES ayant obtenu un dip. en arts ou en sciences
Vermont . .	1	6	31	—
Massachusetts	5	67	315	80
Rhode-Island.	1	16	43	9
Connecticut .	1	8	66	25
New-York . .	12	81	559	196
New-Jersey .	2	2	48	17
Pennsylvanie .	4	9	205	83
Columbie . .	2	7	39	2
Indiana . . .	1	12	18	8
Illinois . . .	1	3	115	46
Michigan . .	2	27	75	31
Minnesota . .	1	5	21	8
Missouri . .	1	2	32	9
Californie . .	1	9	46	13
Etats-Unis . .	34	255	1613	527

XV

SAINT-LOUIS

Les Facultés de médecine sont nombreuses: (1)

NOMS	Existe depuis 2 années	Nombre de professeurs	Nombre d'étudiants	Diplômés
Barnes' med. College . .	2	22	256	71
Woman's med. College .	3	20	26	8
St. Louis' Hygiene Coll.	7	15	22	4
Beaumont Hosp. med. C.	8	21	84	31
St. Louis Coll. Phys. a. S.	15	23	196	80
American med. College .	21	13	79	18
St. Louis med. College .	22	33	145	21
Missouri med. College . .	53	32	186	54
Marion Syms med. Coll. .	?	26	215	74
Homœopathic med. Coll.	35	14	12	11
Année scolaire 1892/93				
Total. .	—	219	1221	373

(1) F. V. WINCKEL. Eine Studienreise in der neuen Welt. *Separatabd. aus der Münchener Med. Wochenschr.* N° 1. u. ff. 1894.

Ces écoles ont délivré pendant l'année scolaire 1892/93 1221 diplômes de docteur. Le personnel enseignant comprend 219 personnes. Les frais des trois années d'études ne sont que de 265 dollars au Collège Missouri.

La ville a 450,000 habitants. Les principaux hôpitaux sont : l'hôpital Rebecca, l'hôpital des femmes, l'hôpital Baptiste de St-Louis, l'Asile d'aliénés, ayant respectivement : 50, 250, 30 et 800 lits.

XVI

SAN-FRANCISCO

Je n'ai pas visité cette ville, mais je ne puis me dispenser, à cause de son importance, de parler de ses universités et de ses institutions médicales d'après les relations qu'en ont faites MM. De Coubertin et Marcel Baudouin.

« Près d'Oakland, écrit P. De Coubertin (1), sur les flancs d'une colline aux formes grecques, s'étagent les constructions légères, mais déjà démodées, de l'*Université de Californie*. Toute une génération porte déjà l'empreinte de la science acquise en ce lieu. Plus californienne dans ses tendances sera vraisemblablement la nouvelle *Université de Palo Alto,* fondée par le sénateur Stanford sur son propre domaine, situé entre San-Francisco et Monterey. Par une heureuse inspiration, l'architecte l'a bâtie dans le style des missions, mais avec des matériaux précieux. Un

---

(1) P. De Coubertin, sur la côte de la Californie. La *Revue de Paris*, 1ʳᵉ année, n° 6, 15 avril, 1894, p. 221.

porche surbaissé donne accès dans une cour centrale que décorent des plantes des tropiques grou-
pées en huit massifs géants. Un cloître très vaste
l'entoure, reliant les bâtiments à un étage cou-
verts de tuiles rouges. D'autres cours et d'autres
cloîtres viendront peu à peu compléter le plan
d'ensemble. Ce qui est là représente déjà une
dépense de près de cent millions de francs, et,
comme les étudiants ne rapportent guère, il faut,
pour soutenir le train d'une pareille maison, des
revenus considérables. M. Stanford y a pourvu.
En plus de sa royale dotation, il a laissé ses chevaux, qu'il aimait tant, et sa célèbre galerie de
tableaux. Sur le domaine de Palo Alto il y avait
mille quatre cents chevaux: les connaisseurs les
estimaient fort. L'Université en a vendu un grand
nombre, mais elle n'a pas renoncé à l'élevage,
qui est, pour elle, une source de profits. Cette
annexe hippique est bien digne d'une université
californienne. Quant aux objets d'art, on leur a
bâti un bel asile sur la lisière des bois, un peu
loin des jeux et du bruit. Tout à l'opposé sont les
maisons des professeurs, éparpillées dans l'herbe.
Les professeurs reçoivent des traitements qui
varient entre quinze et vingt-cinq mille francs. En

tête de la liste figurent l'ex-président des États
Unis, Benjamin Harrison et M. A.-D. White,
l'organisateur de la célèbre Université Cornell,
actuellement ministre à Pétersbourg.

»⁎Deux édifices, surtout, méritent mention, à
Palo Alto. Le premier n'est encore qu'à l'état de
silhouette; c'est une église qui servira à tous les
cultes. Il n'y a que les Européens qui ne sont
jamais venus en Amérique pour s'imaginer, sur la
foi des mots, que la religion y vit isolée, étran-
gère à l'Etat et renfermée dans ce qu'on pourrait
appeler l'arrière-boutique. Bien loin de là, elle
est de toutes les fêtes; on l'associe à tous les actes
politiques: aucune cérémonie officielle n'a lieu
sans son concours. Le courant, dans le sens chrétien, va même en s'accentuant chaque jour, l'émi-
gration irlandaise et germanique apportant son
contingent de foi et de dévotion. Il en résulte que
nulle part le sentiment religieux n'est plus déve-
loppé que dans les universités nouvelles qui se
disent *unsectarian*, ce qui indique simplement
qu'elles ne dépendent d'aucun culte. En face de
l'Église catholique, qui compte dans ses rangs
près d'un sixième de la population totale des
États-Unis, il y a une multitude de sectes qui se

disputent et parfois même se font une guerre de
prospectus très comique. Mais la masse des
citoyens et la jeunesse en particulier n'entrent pas
dans ces détails: ils sont chrétiens dans le sens le
plus large qui ait encore été appliqué à ce mot.
Un mouvement d'unification morale, qui a son
origine dans les universités, tend à créer en quelque sorte un christianisme général, au-dessus et
en dehors des cultes. Ce mouvement mérite d'être
suivi avec une extrême attention. Il constitue un
des facteurs les plus importants de l'avenir américain. L'église de Palo Alto ne sera pas le premier
temple « au Dieu universel » qui ait été élevé dans
une université des États-Unis, mais cette fois,
l'idée d'unification est nettement exprimée dans la
charte de fondation.

» Plus modeste, mais non moins suggestif est
le second monument dont je voulais parler. Une
allée du parc y conduit. C'est une chapelle de
marbre blanc où reposent les restes du fils de
Leland Stanford, mort avant vingt ans à Florence.
Tourné, dès son jeune âge, vers les choses de
l'esprit, il rêvait de transformer plus tard le
domaine de Palo Alto en une université modèle
et, quand ses parents ont vu se fermer devant eux

le chemin des espérances terrestres, ils ont pensé qu'il ne leur restait plus qu'à employer leur immense fortune à la réalisation de ce projet si noblement enthousiaste. Ils ont tout donné : ils ont inscrit le nom juvénile au fronton de l'Univer- sité et ont confié aux étudiants à venir le soin de le transmetlre à la postérité. Tout dernièrement, le sénateur Stanford est venu rejoindre son fils dans le temple de marbre. »

Dans l'Etat de Californie, un peu neuf encore et ne comptant que 1,200,000 habitants, il y a cinq écoles médicales. (1)

La plus ancienne des écoles, et certainement la plus importante, est le *Cooper Medical College,* dont l'organisation remonte à 1858. Elle a cessé de fonctionner de 1864 à 1869. En 1890, elle a reçu des donations importantes de M. James M. Mac- donald, et surtout du professeur Lane, le neveu du professeur Elias Samuel Cooper, son fondateur. Cette construction, en grès et en briques rouges, de 5o mètres de long sur 33 de large, s'élève près de California Street, une des plus grandes artères de San-Francisco. On y remarque au second étage

(1) *Sem. méd. l. c.* p. ccvi. nº 52, 1893.

une salle de conférences pouvant contenir plus de
mille personnes, pourvue d'une pièce de réception
pour les professeurs et décorée de portraits intéressants, et au troisième, une vaste salle d'histologie,
très bien comprise : elle renferme plus de deux
cents petites tables disposées en séries longitudi-
nales pour les études microscopiques et munies
chacune de trois sièges comparables à ceux des
bars américains ; il y a en outre une sorte de
vestiaire pour les microscopes, qui se divise en
plus de cent cases. L'Ecole n'utilise guère par an
que cinquante cadavres, qu'on conserve aussi
longtemps que possible ; un cadavre sert pour cinq
étudiants et leur est vendu par les entrepreneurs
des pompes funèbres, à raison de douze dollars.
En général un étudiant dissèque au cours de ses
études cinq sujets, ce qui lui occasionne une
dépense de 300 dollars. En 1893, il y avait 228
étudiants inscrits à ce collège, dont les études
auront désormais une durée de 4 ans. Les élèves
suivent les cliniques de *Cooper College Dispensary* et
de *City and County Hospital*. Disons enfin qu'on
cherche à annexer Cooper à l'importante Université de Palo Alto (fondée par M. Stanford et située
à quelques kilomètres au sud, près de Menlo-Park,

dans une des plus belles parties de la vallée de San-José).

La deuxième école de médecine de la ville est l'ancien *Toland Medical College*; fondée en 1869, elle constitue depuis 1873 le département médical de l'Université Berkeley ou Université de Californie. Elle est sise actuellement à l'extrémité nord de la cité, non loin de Golden Gate, l'entrée de la baie de San-Francisco, tandis que les autres bâtiments de l'Université sont à Berkeley, petit bourg situé de l'autre côté de la rade, sur la rive gauche du Sacramento. De cette façon les étudiants en médecine peuvent habiter en ville, au lieu d'être obligés de rester à la campagne, comme les autres élèves de l'Université Toland. C'est une modeste construction de deux étages en briques rouges, sans apparence. Mais, grâce à une donation récente, cette école va bientôt être rebâtie. Grâce au grand nombre (14) de ses professeurs, l'enseignement théorique y est bon, mais l'enseignement clinique y est un peu plus faible qu'à Cooper. Sa salle de dissection sert aussi aux dentistes qui doivent y travailler une année entière.

A San-Francisco, contrairement aux habitudes des Collèges médicaux de l'Est, les cours ont lieu

17

au printemps, en été et à l'automne, et les vacances durent tout l'hiver ; c'est-à-dire pendant les mois de décembre, de janvier et de février. Les premiers cours préliminaires commencent en mars (cours de printemps) ; mais le semestre régulier d'études ne va que du 1ᵉʳ juin au 1ᵉʳ décembre (cours d'été). C'est le climat spécial — la température étant de mars à décembre très modérée et plus favorable aux travaux anatomiques, — qui est cause de cette anomalie.

Au Collège Toland est annexé le *Post-Graduate Medical Department of the University of California.*

Mentionnons aussi :

1º La modeste *Maison de secours française,* qui remonte à 1857. Créée par les pionniers français de Californie, elle possède 110 lits, dont 30 sont affectés aux cas chroniques. On y fait environ 250 opérations par an, et de tous temps, la clientèle de cet hôpital a compris des cas réputés rares aux Etats-Unis, tels que les farcins, le charbon, et les kystes hydatiques. Mais, dans quelques mois, cet hôpital qui est en voie de reconstruction, aura une plus grande extension : il comprendra au moins 175 lits. Son installation sera des plus modernes, car ce sera un établissement à pavillons séparés construits suivant le système Tollet, d'après les plans de M. Morin Gustiaux, étudiant des écoles de Paris.

2º Le *Home for Inebriates*, situé près du Collège Toland ; cette maison pour alcooliques est fort connue là-bas, et n'a pas d'analogue dans nos contrées.

3º Le *German Hospital ;* fondé en 1854, il possède plus de 200 lits.

4º Le *Chinese Hospital*. On n'y trouve que de vieux fumeurs d'opium à la dernière extrémité. Si les Chinois n'usent guère de leur hôpital, les médecins, et ils sont nombreux (on les reconnaît facilement à leur costume spécial), ont fort à faire : ils jouissent en ville d'une réelle notoriété, même auprès de certains blancs ; c'est ainsi que récemment est mort à San-Francisco un médecin chinois célèbre, dont les élégants et la haute société se disputaient les soins.

« Les pharmacies chinoises méritent aussi une visite ; et les guides du quartier chinois ne manquent jamais d'y conduire le voyageur. On peut étudier là toute la pharmacopée bizarre du Céleste-Empire. A chaque pharmacie chinoise est attaché

un médecin qui y opère ; tout ce monde des offici-
nes m'a paru, à moi qui n'ai pas pu discuter en
chinois avec lui, fort industrieux et fort intelligent. »

Pour une population de 3oo,ooo âmes, il y a à
San-Francisco environ 6oo médecins, ce qui donne
une proportion de 1 médecin pour 5oo personnes
(à Los Angeles, la proportion est plus forte encore :
clle s'élève à 1 médecin pour 25o habitants). Il en
est ainsi d'ordinaire en Amérique, tandis qu'en
Europe la proportion est en général de 1 à 1.ooo.
Cela tient à l'extrême abondance des écoles et à
la brièveté des études. Mais ici une autre cause
intervient : c'est l'importation allemande : actuellement, en effet, il y a 181 médecins allemands à
San-Francisco. Or, il paraît que sur ces 181, il n'y
en a guère que 6 qui aient subi, en Germanie,
leurs examens d'état ; les autres ne sont que des
étudiants dont la valeur professionnelle laisse
parfois beaucoup à désirer.

Le *Collège d'art dentaire* de Berkeley compte 36
professeurs et instructeurs, alors que la Faculté de
médecine n'en compte que 33 (1).

____

(1) MEXICO. Faculté de médecine : 400 étudiants ; la
durée des études est de cinq ans. La maternité offre de

XVII

CANADA

Les Universités canadiennes sont élevées d'après
le type analogue à celui des États-Unis, mais elles
sont toutes dues à l'initiative privée. Nous avons
décrit l'organisation de celle de Toronto ; nous
parlerons plus loin de celles de Montréal et de
Québec. Excepté à Montréal et à Toronto
l'enseignement médical est peu intéressant au
Canada. Il y est surtout empreint de l'esprit anglo-
américain. Les Franco-Canadiens n'ont conservé
la majorité que dans la province de Québec, et
bien que le clergé soit riche et que l'enseignement
ait un caractère confessionnel très marqué, les institutions médicales franco-canadiennes laissent à
désirer, à tous les points de vue.

Avant de pratiquer, le médecin doit faire enregistrer son diplôme avec des formalités qui varient

grands avantages pratiques ainsi que le laboratoire de
bactériologie. Recteur : Prof. VARGAS; Prof. MM. A.
GALVINO (bactériologie), GUTIERREZ (obstétrique), N. SAN-
JUAN (gynécologie), etc. (V. WINCKEL.)

avec les provinces. Lorsque l'Université est « reconnue », cet enregistrement (*registration*) peut être effectué dans toutes les provinces excepté dans l'Ontario. L'acte médical de Québec, qui régit la question, est, — à part quelques légères modifications, — applicable, en effet, dans tout le Dominion. L'étudiant est admis à l'Université après un examen préliminaire sur l'anglais, le français, la géographie, l'histoire, l'arithmétique, l'algèbre, la géométrie, les belles-lettres et à son choix sur le grec ou la philosophie.

Pour entrer dans la pratique il doit avoir vingt et un ans, avoir suivi quatre années les cours et les cliniques ou les services d'un hôpital qui ne contienne pas moins de cinquante lits et soit dirigé par deux praticiens au moins. L'acte stipule un nombre minimum de leçons.

Le conseil provincial (*provincial Board*) a le droit d'adopter ou de rejeter le diplôme obtenu en dehors de la province et de faire passer au candidat un examen complémentaire. Même les diplômés des États-Unis ont, à moins de posséder un diplôme académique, à passer l'examen d'entrée (*matriculation examination*), à suivre quatre années les cours et à passer l'examen final (*professional examination*).

Cependant au Manitoba le diplômé américain ne doit passer qu'un examen pratiqué sur les matières médicales et acquitter les frais d'examen et d'entérinement, qui s'élèvent à la somme de cent dollars.

Dans la province d'*Ontario*, on constate des dispositions spéciales. La corporation des médecins a été reconnue en 1866 par le parlement canadien et porte le nom de Collège des médecins et des chirurgiens de l'Ontario, *The College of Physicians and Surgeons of Ontario*. Celui-ci élit un Conseil (*Council*) qui édicte les règlements d'admission des étudiants, qui désigne les matières du programme et accorde la licence. Il se compose de douze représentants territoriaux élus par les membres du Collège, et d'un membre de chacune des corporations de la province, autorisées par la loi à établir une Faculté de médecine. Remarquons que les homéopathes sont représentés dans ce conseil par cinq membres et que les étudiants ont à subir le même examen d'entrée et le même examen dit primaire; quant à l'examen dit « final », dans le cas où l'étudiant désire être inscrit comme homéopathe, il est interrogé par un examinateur spécial.

Le praticien enregistré doit payer annuellement

une cotisation d'un dollar au moins. Ce conseil a le droit d'approuver un tarif d'honoraires ; aucun honoraire ne peut être perçu par une personne non enregistrée. On prescrit quatre années d'études, mais les diplômés ès arts ne sont astreints qu'à trois. Chaque année comprend une session d'hiver de six mois comportant au minimum cent leçons et une session d'été de trois mois ne comportant pas moins de cinquante leçons. En outre, l'élève doit avoir pratiqué la pharmacologie pendant six mois.

L'examen d'entrée ou l'inscription coûte 20 dollars, l'examen primaire 30 et l'examen final 50.

XVIII

TORONTO

C'est la plus anglaise des cités canadiennes.
Elle est inférieure à Montréal par le nombre de
ses habitants, qui est de 181,000. Mais ses conditions hygiéniques sont préférables, son climat est
plus doux et plus agréable que celui de Manitoba
et de la province de Québec. Enfin son activité
scientifique et littéraire est considérable, ses écoles
sont libres et l'on peut y conquérir des diplômes
sans bourse délier.

Le monument le plus beau et probablement le
plus riche de la cité est l'Université, qui s'élève
dans le parc de la Reine ; ses bâtiments constituent
trois des côtés d'un rectangle ; sa façade grise,
relevée par des parements de pierre de l'Ohio et
de Cahen, et sa tour centrale, lui donnent un
aspect imposant. Nous en avons décrit l'organisation. C'est d'elle que dépend la *Medical Faculty of
the University of Toronto* qui avait été organisée
en 1843, aux frais de l'État, mais a été fermée

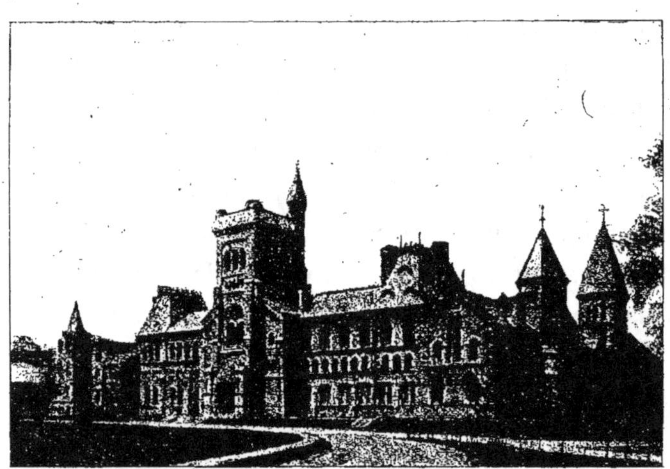

Université de Toronto

en 1853.. Elle fut autorisée en 1887 par le Gouvernement, qui n'intervient plus dans son budget. Nous avons parlé de son caractère sérieux. Elle compte près de 300 élèves. L'instruction clinique y est donnée à *Toronto General Hospital* (Don Str., près Sumach, d'une belle architecture), à *Burnside Lying-in Hospital*, à *Victoria Hospital for Sick Children*, à *St Michaël's Hospital*.

Trinity Medical College, affilié à *University of Toronto, University of Trinity College, Queen's University, Victoria University* et à *University of Manitoba*, a été organisé en 1850, puis fermée à la suite d'incidents religieux. Il délivre les diplômes de « Membre par examen » *Fellow by Examination of Trinity Medical School;* c'est la première fois que nous rencontrons ce titre en Amérique ; il équivaut à celui de M. B., M. D. (bachelier ou docteur en médecine). Elle compte près de 300 étudiants.

A Londres existent le *Medical Department of the Western University* (organisé en 1882, comptant 16 professeurs et 60 élèves), et à *Kingston*, le *Royal College of Physicians and Surgeons* (12 professeurs,

145 élèves). Toronto et Kingston ont aussi un Collège médical pour femmes.

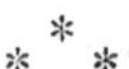

Dans la Nouvelle-Écosse, Halifax possède deux collèges médicaux peu importants, ayant chacun une trentaine d'élèves : *Halifax Medical College* (organisé en 1867) et *Dalhousie University, Faculty of Medecine* (datant aussi de 1867)

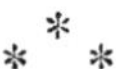

Il y a aussi un collège à Wininipeg (Manitoba), *Manitoba Medical College* qui date de 1833 et compte 10 professeurs et 50 élèves.

XIX

OTTAWA

Nous nous rendons à l'*Université* qui est catholique
et fréquentée surtout par des Irlandais. Elle se
distingue par son collège de commerce qui est
organisé d'une manière essentiellement pratique.
Elle ne s'est pas encore annexé d'école médicale,
mais ce n'est, à notre avis, qu'une question de temps:
le rapide développement d'Ottawa qui compte
47000 habitants, son titre de capitale, l'existence
de quatre hôpitaux principaux et de l'Université
et enfin la distance des centres prochains, Toronto,
Montréal, Kingston et Québec, telles sont les
causes qui détermineront sous peu l'érection d'une
école de médecine.

Les médecins n'y manquent pas : il y en a
45 environ.

Les hôpitaux ne présentent aucun intérêt.
L'*hôpital général* qui est catholique, est ancien ;
de même l'*hôpital protestant*. J'ai vu, dans ce dernier,

chez un vieillard, un cas de nœvus pileux hyper-
trophique ayant envahi la face et atteint des
dimensions extraordinaires; je signalerai aussi un
cas de paralysie brachiale consécutive à un trauma-
tisme avec — probablement — anévrisme de la
sous-clavière.

XX

MONTRÉAL

Dans une conférence donnée à la Société belge
de géographie, nous avons dit :

En saisissant d'un coup d'œil l'ensemble de la
cité, on constate immédiatement et pour ainsi dire
sur le vif, la supériorité de l'élément anglais. C'est
aux Anglo-Canadien qu'appartient l'esprit d'initiative, ce sont eux qui détiennent le haut commerce,
qui accaparent les grandes entreprises, qui tirent
parti de toutes les applications scientifiques. Le
Franco-Canadien, au contraire, est doué d'un
esprit conservateur, il laisse à son concurrent les
jeux physiques, tout ce que l'hygiène et l'exercice
peuvent donner d'avantages à une nationalité. Un
exemple :

Revenant d'une excursion sur le St-Laurent,
nous remontions la rue Jacques Cartier, en compagnie d'un Français et d'un Italien, et leur mon-
trant un bâtiment voisin, nous leur demandâmes
s'ils soupçonnaient quelle pouvait en être la

destination. C'était l'*Ecole française de médecine !*
Grand fut leur étonnement à l'approche de ce bâtiment à l'aspect presque misérable.

Lorsque nous montons à la ville haute, nous
arrivons devant l'*Université anglaise Mc Gill*. Une
large avenue plantée d'arbres nous y conduit.
C'est un ensemble de vastes bâtiments séparés au
milieu d'un vaste espace. Précisément à ce moment
les équipes de l'Université sont en fête et, sur une
pelouse, elles s'y livrent à des jeux de concours, à
des exercices de sport athlétique. Nous voyons
là des hommes aux muscles de fer. Ces concours
attirent une foule de spectateurs, car la population
prend à ces jeux un vif intérêt.

Si nous montons plus haut encore sur le
penchant du Mont-Royal, nous arrivons devant
un magnifique hôpital, d'une architecture artis-
tique, situé au milieu d'un site pittoresque et
éminemment salubre. Il est anglais également, et
comme l'Université, élevé et subsidié par des donateurs.

« James Mc Gill, son fondateur, écrit P. de
Coubertin (1), était un brave Ecossais, né à Glascow

____

(1) P. DE COUBERTIN. Universités transatlantiques.
Paris, 1890, p. 137.

en 1744. Il émigra au Canada et se livra au commerce des fourrures, qui constituait alors la principale richesse du pays. Fixé ensuite à Montréal, il en devint l'un des citoyens les plus en vue. Lors de la guerre contre les Etats-Unis en 1812, il prit, malgré son grand âge, une part active à la défense et mourut l'année suivante, laissant une somme de 3o,ooo livres (75o,ooo francs) destinée à élever un Collège devant faire partie de l'Université provinciale.

Ce projet d'université provinciale gisait sur le tapis depuis dix ans; il était peut-être un peu prématuré si l'on considère que Montréal avait alors 15,ooo habitants. Mais Mc Gill devinait quel rôle l'instruction publique allait jouer dans le xixᵉ siècle et il était pressé d'en assurer le développement au Canada. Le projet fut étouffé grâce « à la vigilance et à l'énergie du clergé catholique », a dit depuis Mgr Langerin... Les catholiques eussent fondé de leur côté un collège; d'autres encore se seraient élevés peu à peu, et l'université de Montréal serait devenue un foyer de science et de travail, un véritable Oxford colonial. Il fallut se résigner à élever le collège sans l'université; une charte royale lui fut octroyée, mais les difficultés financières étaient grandes et l'institution, presque réduite à sa Faculté de médecine, périclita jusqu'au jour où un groupe d'hommes zélés entreprirent de la relever et d'assurer définitivement son existence.

Le gouverneur général du Canada en est le *visitor;* le conseil des *Directeurs*, lesquels se recrutent eux-mêmes, compose avec les *Fellows* et le *Principal* la *corporation*, qui fait les règlements et confère les diplômes. Divers collèges sont affiliés à l'Université. Le principal n'a pas des pouvoirs aussi étendus que les présidents de Princeton ou de Harvard. Quand aux étudiants, leur nombre en 1888 était de 793, dont 105 femmes admises à suivre les cours. Il y a quatre facultés pour les arts, les sciences appliquées, la médecine et le droit. »

Ecole de médecine et de chirurgie de Montréal.

L'Ecole de Médecine et de Chirurgie de Montréal, Faculté de médecine de l'Université Laval, a ouvert à Montréal sa cinquantième année académique, le 3 octobre 1893. Les cours réguliers ont recommencé le lendemain pour se continuer pendant six mois (neuf mois pour les élèves de troisième année).

Fondée en 1843, l'Ecole de Médecine et de
Chirurgie de Montréal obtint un acte d'incorporation deux ans après. Elle fut, de 1867 à 1891,
Faculté de Médecine de l'Université Victoria, de
Cobourg, et est devenue, le 1ᵉʳ juillet 1891, Faculté
de médecine de l'Université Laval, à Montréal.
D'après l'annuaire de l'Ecole, la première année
de la nouvelle organisation a été un réel succès.
Comme on l'avait prévu, les rivalités de naguère
ont fait place à une légitime émulation et à
l'entente la plus parfaite. La seconde année
(1892-93) a été la digne pendante de la précédente,
et près de trois cents élèves ont suivi les cours de
la Faculté durant ces deux termes académiques.
Nous dirons plus loin que l'Ecole de médecine de
Québec est en décadence et que cette décadence
profite à Montréal.

L'enseignement de la faculté se donne en quatre
années, et les matières sont divisées en deux sections : *Primaires* et *Finales*. Les cours exigés par
le Bureau provincial de médecine pour l'obtention de la licence, sont analogues à ceux qui se
donnent ailleurs.

Nous lisons dans l'annuaire : Chaque professeur fera, une fois par semaine, un examen oral

sur les sujets traités précédemment, chacun de ces examens comptera pour une leçon ; chaque professeur fera de temps à autre l'appel des élèves de sa classe ; aux examens de première, deuxième et troisième années, les notes insuffisantes n'interrompent pas l'examen, seulement l'élève est tenu de réparer ces échecs avant d'être autorisé à se présenter à l'examen sur les matières de l'année suivante.

La dissection se fait par régions, chaque élève doit disséquer au moins six régions, soit un sujet complet par année ; chaque élève sera interrogé par le professeur d'anatomie pratique, trois fois pendant la dissection de chaque région, et si ses réponses sont satisfaisantes, il recevra séance tenante, les initiales du professeur sur sa carte de dissection, ainsi que la date de cette signature. Le professeur tiendra un registre où seront inscrits les noms des élèves avec les régions qu'ils auront disséquées et la date de la dite dissection. Il est perçu une somme de cinq dollars pour l'admission aux cours de dissection. » La lecture de ces mesures, d'une minutie militaire, est suffisamment édifiante.

Les déboursés que les élèves ont à faire chaque année sont ainsi répartis :

Inscription	2 dollars
Cours de l'année entière	60 »
Dissection	3 »
Maternité	8 »
Hôtel-Dieu et Hôpital Notre-Dame	8 »

Relevons deux articles bien dignes de remarque : 1° Les étudiants en droit qui désirent suivre les cours d'anatomie, de jurisprudence médicale et de toxicologie peuvent être admis à ces leçons; 2° Les étudiants dentistes sont tenus de suivre une fois les cours d'anatomie, de physiologie, de chimie et d'anatomie pratique.

Notons enfin les noms de MM. les professeurs Duval (physiologie), Hingston et Brosseau (chirurgie), etc. La Faculté se compose de 17 professeurs; il y a 6 agrégés en exercice. La Faculté compte aussi des agrégés auxquels elle peut, au besoin, confier des cours supplémentaires, ou qu'elle peut attacher, à titre d'auxiliaires, aux chaires déjà occupées.

Parmi les auteurs recommandés aux élèves, nous voyons les grands noms de France (Charcot, Ranvier, Debierre, Vibert, Tillaux, Pozzi) et d'Amérique (Osler, Delafield, etc.).

En ce qui concerne le nombre de *cliniques*, l'Ecole a cru devoir aller au delà des exigences de la loi. Ainsi, outre que le chiffre des leçons qui se donnent dans les hôpitaux dépasse celui qui est exigé par la loi provinciale, les élèves ont des cliniques facultatives (de gynécologie, de pédiatrie, etc.) et une clinique obligatoire sur les maladies des yeux et des oreilles, sans compter les leçons de médecine légale pratique qu'ils peuvent avoir dans l'occasion, soit à la morgue, soit à l'Asile des Aliénés de St-Jean-de-Dieu.

Nous avons visité les hôpitaux franco-canadiens : ils sont d'un caractère ancien.

Hôtel-Dieu.

Situé aux confins de la ville, et datant de 1644, il contient 250 lits et est construit de manière à recevoir 400 malades au besoin. « Avec la bienveillante permission (!) des Dames de l'Hôtel-Dieu, des Sœurs de St-Joseph, les élèves sont admis à profiter de tous les avantages qu'offre cet hôpital pour les cliniques. » Le département médical est sous le contrôle de l'école, les professeurs titulaires de l'école étant, de droit, médecins de l'Hôtel-Dieu.

Hopital Notre-Dame.

Les élèves de la Faculté ont, « avec la permission du Bureau médical », accès à cet hôpital. C'est un vieil hôtel, situé dans la ville basse, dans le quartier français (rue Notre-Dame) qui a été transformé en 1880 ; il peut contenir facilement 150 à 200 malades. Il y a deux services de médecine, deux services de chirurgie, un service de gynécologie et un service d'ophtalmologie et otologie. Les places d'externes (deux en général par service) y sont ouvertes aux élèves depuis l'année 1890 : deux places d'externe pour la section d'ophtalmologie et d'otologie, deux places d'assistants au laboratoire et à la salle d'autopsie, une place à la section d'électricité médicale, une place d'assistant au dispensaire général. Les demandes doivent être faites par écrit à l'interne en chef, qui soumet les nominations à l'approbation des professeurs au service afférent.

Il y a trois internes et un interne en chef.

Une anomalie : A côté des médecins qui ont leurs services réguliers, des médecins de la ville peuvent aussi y avoir des malades en traitement ; ceux-ci ont à payer des frais d'entretien à l'administration et des honoraires au médecin particulier quiles traite. Les pauvres sont admis gratuitement : il n'y a du reste pas de médecins des pauvres à Montréal.

Les frais sont par jour de 5o cents (un demi-dollar) ou d'une piastre (un dollar). Il existe en outre une « salle des marins » pour lesquels le Gouvernement paye par jour 5o cents d'entretien. Disons enfin que ces institutions se soutiennent à l'aide de dons, aumônes, etc.

ÉCOLE DE MÉDECINE DE L'UNIVERSIVÉ MC GILL. (*Mc Gill University*, *Faculty of Medecine.*)

C'est la plus importante du Canada, et nous aurons à entrer à son sujet dans quelques développements.

Fondée en 1822 sous le nom de « Montreal Medical Institution », elle fut fut ouverte en 1824 avec 25 étudiants et reconnue en 1828 par le « Board of Royal Institution ». Le nombre des étudiants était en 1892-93 de 315. Après avoir occupé différents locaux, elle se trouve aujourd'hui du côté de Carlton road, sur le penchant du Mont-Royal, à quelques pas de l'hôpital Victoria. On y construit actuellement une nouvelle aile pour les laboratoires d'anatomie pathologique, une salle de lecture pouvant contenir 450 personnes et plusieurs annexes; ici on agrandit aussi les laboratoires. Sir Donald A. Smith vient de doter l'Institut pathologique d'une somme de 100,000 dollars.

Mc Gill a été élevée et subsidiée par des donateurs, l'État n'intervient dans son budget annuel que pour 25,000 francs; une somme égale est attribuée à l'Université Laval, la concurrente française de *Mc Gill*.

M. J. C. Cameron, le professeur *d'accouchements* a bien voulu nous montrer ses collections. Nous y avons remarqué un bassin de caoutchouc durci, de la couleur des os, auquel on imprime, par l'action de l'eau chaude, toutes les conformations et déformations désirables. Un autre bassin porte des ligaments représentés par des fils à ressorts métalliques démontables et permettant d'étudier l'action de l'écartement des branches pubiennes (symphyséotomie). En outre, nous avons vu là de nombreuses préparations en cire, démontables, reproduisant tous les stades de l'accouchement.

La *salle de dissection* est située, comme il arrive souvent en Amérique, à l'étage, et est pourvue de vingt tables ; on y trouve une salle d'os qui sont à la disposition des étudiants. Le professeur d'anatomie, M. F. Shepherd, enseigne de la façon la plus pratique et la plus scientifique; en outre des schémas très bien faits, il emploie des pièces d'anatomie comparée des plus démonstratives.

Dans le *Musée*, nous avons vu de très nombreux spécimens de fractures des membres et de la colonne vertébrale. Ces pièces — point à noter — sont sciées en deux parties égales : les fragments, rattachés par des charnières, s'ouvrent comme des valves, ce qui facilite singulièrement les démonstrations de pathologie chirurgicale.

L'*Institut de pathologie expérimentale*, auquel sera annexée une salle d'autopsies, et qui sera consacré aux recherches, est en construction. Il sera dirigé par M. le professeur Geo. Adami, appelé d'Angleterre dans ce but.

La chimie physiologique est enseignée pendant deux ans à Mc Gill; les élèves font de fréquents exercices pratiques, et même, la quatrième année, ils ont à suivre un cours de chimie pathologique.

Cet institut a son importance à un point de vue particulier: l'université est relativement dirigée par la Faculté des lettres dont les tendances sont orthodoxes et antitransformistes.

Ces détails montrent bien le caractère éminemment sérieux et pratique de l'Université Mc Gill. L'Ecole de médecine est complétée par les institutions hospitalières suivantes :

HÔPITAL GÉNÉRAL DE MONTRÉAL.

Il est assez ancien ; c'est le plus grand du Canada et le plus connu. Je l'ai visité en compagnie de M. le docteur H. A. Lafleur, lecteur de médecine, ex-assistant de Johns Hopkins. L'amphithéâtre a été reconstruit d'après les principes les plus récents ; il renferme 3oo sièges ; nous y voyons des chambres à éthérisation, à instruments, à pansements. Il existe aussi des salles spéciales pour les petites opérations.

Nous avons déjà parlé à propos de l'organisation hospitalière aux Etats-Unis, d'une porte épaisse, métallique, destinée à empêcher la propagation rapide des incendies, qui est une des curiosités de l'hôpital de Montréal.

ROYAL VICTORIA HOSPITAL.

Il a été fondé en 1887, par Lord Mount Stephen et Sir Donald Smith qui ont donné chacun 2,5oo,ooo francs ; il est situé sur le penchant de Mont-Royal,

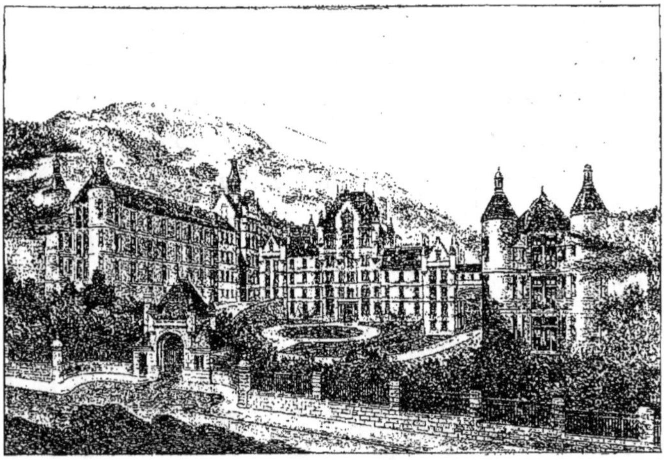

Hôpital Victoria de Montréal

au-dessus de l'Université Mc Gill, dans le site le plus pittoresque. Le bâtiment a deux ailes, l'une consacrée à la chirurgie, l'autre à la médecine; le centre est occupé par les locaux de l'administration, le logement des médecins et des gardes-malades. L'aile médicale renferme trois grandes salles de 123 pieds de long sur 26,6 pieds de large, une salle de 40 pieds sur 26,6 et 21 chambres particulières et chambre d'isolement mesurant 16 pieds sur 12, un amphithéâtre avec 250 sièges et trois pièces adjacentes destinées aux examens microscopiques et autres. L'aile de chirurgie renferme trois grandes salles de 123 pieds sur 26,6, quatre de 40 sur 32 et six (particulières) de 16 sur 12, un amphithéâtre avec 250 places, et six pièces annexes.

XXI

QUÉBEC

Mgr Laval de Montmorency, évêque du Canada, fonda, en 1663, un séminaire qui a été transformé en université en 1852. L'*Université Laval* est munie d'une charte qui lui donne d'amples privilèges et l'assimile aux Universités les plus favorisées du Royaume-Uni. La charte dit que la corporation du séminaire de Québec, étant amplement dotée et pourvue de moyens suffisants, ne recevra pas de subvention de la législature provinciale; elle accorde que l'archevêque catholique romain du diocèse de Québec soit le *visiteur* de la dite Université, et approuve les lois et les règlements. Le supérieur du séminaire se nomme le *Recteur* et préside le *Conseil universitaire* ou conseil d'administration composé des *Directeurs* (professeurs ou non) de ce séminaire et des trois plus anciens professeurs des différentes facultés d'arts, de médecine, de théologie et de droit.

L'Université comprend quatre facultés : théologie, droit, médecine et arts. Elle compte en outre seize collèges classiques affiliés (grands séminaires affiliés et collèges affiliés) qui appartiennent à la Province civile de Québec. Mais c'est l'agrégation qui est accordée aux collèges situés en dehors des limites de la province.

L'enseignement est donné par des professeurs *titulaires, ordinaires* ou *extraordinrires*, par des professeurs *agrégés* et par des professeurs *chargés de cours*. Les professeurs titulaires ordinaires sont seuls professeurs dans le sens voulu par la Charte, et peuvent seuls être membres du Conseil univertaire.

Une fois par semaine, dans les cours privés, le professeur consacre le temps d'une leçon à un examen de ses élèves sur les matières étudiées pendant la semaine.

A la fin de chaque terme, tous les élèves sont examinés sur les différentes matières qui leur ont été enseignées durant ce terme. Cet examen, qui est oral, se fait devant des jurys de trois professeurs. Les résultats, qui sont consignés dans les registres, se traduisent par l'une des six notes *Très bien, Bien, Assez bien, Médiocre, Mal, Très mal,* selon le cas.

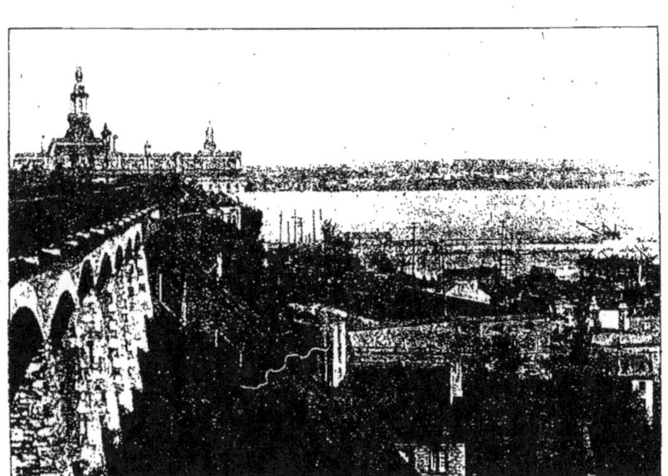

Québec. L'Université

Tout examen partiel qui mérite l'une des trois dernières notes, est entaché d'un vice qui s'oppose à l'obtention des degrés, jusqu'à ce qu'il soit remplacé, à un terme ultérieur, par un examen suffisant.

Il y a deux classes d'élèves : les *élèves inscrits* ou *élèves* proprement dits, qui ont subi avec succès les examens de l'Inscription dans la faculté des Arts ; et les *élèves étudiants*, qui n'ont pas subi ces épreuves. Pour les facultés de Droit et de Médecine, les jeunes gens qui se proposent de pratiquer comme avocats, notaires ou médecins, dans la province de Québec, doivent être reçus à titre d'*élèves étudiants*, avoir été admis à l'étude par les bureaux respectifs du Barreau de la chambre des Notaires et du Collège des Médecins de la Province de Québec. Ces deux classes d'élèves sont absolument sur le même pied, toute la différence consistent en certains avantages pécuniaires faits aux premiers.

Dans l'annuaire, à l'article « discipline », nous lisons le passage suivant, bien digne d'une autocratie mesquine :

« Les élèves de tous degrés doivent signer, en

entrant, l'engagement d'observer toutes les règles de l'Université.

» Tous les élèves doivent remplir avec exactitude les devoirs de la religion. Les catholiques assistent aux offices de leur paroisse les dimanches et jours de fêtes. On leur recommande instamment le fréquent usage des sacrements.

» Le Recteur peut faire donner des conférences religieuses aux élèves catholiques lorsqu'il le trouve opportun. Tous doivent y assister avec régularité.

» L'assiduité au travail, la subordination des procédés honnêtes envers tout le monde, et enfin l'observation de toutes les règles de l'Université, sont pour les élèves des devoirs dont l'infraction est toujours réprimée.

» Les blasphèmes, les paroles obscènes, les actions et les propos qui pourraient faire juger un élève coupable d'irréligion, exposent à une peine encore plus sévère et même à l'expulsion.

» La fréquentation des maisons de jeu et de celles où l'on vend à boire, est interdite, de même que l'entrée de celles dont la réputation serait mauvaise ou équivoque.

» Les élèves ayant à leur disposition, dans la bibliothèque de l'Université, les ouvrages dont ils ont besoin, ne doivent s'abonner à aucun autre. Ils doivent s'abstenir de fréquenter les salles de lecture de la ville, où plusieurs trouveraient l'occasion de perdre leur temps et de négliger leurs études. »

ECOLE DE MÉDECINE DE L'UNIVERSITÉ LAVAL.

Elle a été organisée en 1852 et succéda à l'Ecole de médecine de Québec qui datait de 1848 et n'avait que quatre ans d'existence. Elle avait été élevée avec la certitude de conserver le monopole de l'enseignement, mais une « Succursale » fut créée, à Montréal en 1878, et après avoir été florissante, l'Ecole de l'Université Laval est vraisemblablement destinée à être évincée par cette dernière ; nous croyons donc que cette Ecole est en décadence et que cette décadence profite à Montréal. Du reste l'esprit qui y règne est trop conservateur et trop confessionnel. Le nombre d'étudiants n'y est plus guère que de 65. Il y a quelques mois à peine, une trentaine d'élèves ont quitté l'établissement pour venir à Montréal à la suite de la défense qui leur avait été faite de fréquenter simultanément l'amphithéâtre et les cliniques; nous ne voyons dans ce dernier fait qu'un défautd'organisation. Pendant l'année

1891-92, l'école avait pourtant délivré 71 diplômes de docteur.

Les élèves de quatrième année visitent à domicile, sous la direction des médecins de l'établissement, ceux des malades qui ne peuvent se rendre
au dispensaire.

Lorsqu'on parcourt l'Ecole de l'Université
Laval, on éprouve une impression peu favorable.
Cependant le musée possède des spécimens intéressants. A côté des pièces artificielles allemandes,
nous voyons des pièces d'ostéologie pathologique
qui méritent l'attention : telle une ossification
complète de tous les cartilages vertébraux, un
squelette pourvu de deux ceintures scapulaires et
de productions osseuses abondantes, représentant
un troisième fémur; un crâne sous la calotte
duquel on a rencontré une balle qui y avait
séjourné pendant sept ans. Nous avons remarqué
là particulièrement une soudure osseuse uni-
latérale du maxillaire inférieur à la mâchoire
supérieure, l'articulation restant normale, pour
alimenter le malade. On avait été forcé d'éroder la
gencive opposée et l'os et de créer aussi une voie
alimentaire artificielle.

HOTEL-DIEU.

L'instruction clinique est donnée à l'Hôtel-Dieu, dont la haute direction est confiée aux sœurs catholiques. Il a été fondé par la duchesse d'Aiguillon, nièce du cardinal Richelieu, qui confia l'exécution de ses projets aux religieuses hospitalières de St-Augustin, de Dieppe.

Il ne pouvait admettre que cent malades à la fois. Mais le nouvel hôpital qui a 380 pieds de long et 50 de large, pourra recevoir, tant dans les salles que dans les chambres privées, qui sont au-dessus de quarante, 250 malades. Ce qui fait 350 lits en comptant ceux de l'ancien hôpital. A l'amphithéâtre, la lumière tombe de la voûte vitrée; les élèves sont rangés sur les gradins où il y a place pour 75 personnes; les instruments et les anesthésiques sont passés au chirurgien par un grillage donnant sur la pharmacie. L'opération terminée, une simple pression sur un bouton électrique appelle les infirmiers, et le patient est porté sur une chaise articulée dans la chambre des opérés.

Les professeurs sont désignés par l'Université, mais leur nomination doit être ratifiée par le

Conseil des sœurs, et il se produit parfois une opposition de leur part.

Dans son ensemble pourtant, l'hôpital ne présente absolument rien de particulier. Les ressources principales sont constituées par le loyer de nombreuses maisons élevées sur des terrains concédés par la communauté.

Il n'existe pas même de service de gynécologie et cela par suite des extraordinaires scrupules qu'inspirent les sentiments religieux exagérés. Il n'y a qu'un service de petite gynécologie rattaché à la section de médecine interne; et encore l'accès en est-il rendu des plus difficile aux élèves.

Les études durent quatre ans, et il serait impossible d'exiger une plus longue durée, à cause des faibles ressources pécuniaires des étudiants; un grand nombre reçoivent même l'instruction gratuite.

En outre, dans la pratique professionnelle les ressources sont fort restreintes : bien des médecins de campagne ne gagnent pas trois mille francs. A Québec on compte environ 65 médecins pour 64,000 habitants. C'est pourquoi beaucoup de praticiens canadiens émigrent aux Etats-Unis, à Minnéapolis par exemple; il est des villes américaines qui comptent huit et dix médecins canadiens. Du reste, sur cinq millions d'habitants que compte le Dominion canadien, il y en a 600,000 aux Etats-Unis.

Voici également un fait topique que je ne puis pas ne pas signaler. Au marché de Québec, de nombreux établis portent des racines diverses, des pommades, des remèdes « indiens », que l'on dit infaillibles contre les maux de tête, les maux de ventre et contre ce que l'on appelle là-bas avec une *s* euphonique l'hysdropisie. Ces vendeurs traitent de nombreux cas. « Bien des fois, me disait un professeur, nous avons réclamé contre cet état de choses, mais en vain. » Il est vrai qu'il n'est pas nécessaire d'aller jusqu'au Canada pour observer des faits analogues, et dans nos pharmacies nous rencontrons les substances les plus diverses, aux noms aussi bizarres qu'antiscientifiques, que font breveter les exploiteurs de la crédulité humaine.

RÉSUMÉ & CONCLUSIONS

Parvenu au terme de cette étude, nous croyons
qu'il n'est pas sans utilité d'en résumer les principaux points originaux, et surtout d'attirer l'attention sur les faits qui nous paraissent spécialement
dignes d'être pris en considération chez nous.

Nous croyons qu'il n'y a pas de présomption de
notre part à émettre des opinions en cette matière,
parce que nous avons eu l'occasion de visiter un
grand nombre d'institutions universitaires d'Europe, notamment en France, en Allemagne, en
Italie, en Angleterre, en Autriche-Hongrie.

Tout d'abord nous avons défini l'Université
américaine une corporation, publique ou privée,
instituée en vertu d'une loi. L'acte juridique
précise sa désignation officielle, son but qui es
souvent confessionnel, sa mission qui est d'intérêt
public, ses franchises, ses droits d'aliéner, de posséder et d'ester en justice.

Nous ne pouvons rappeler cette définition sans
émettre le vœu, après d'autres d'ailleurs, que sous

peu l'Université de Bruxelles ait également la personnalité civile, que les vingt universités germaniques possèdent du reste déjà.

Les universités américaines se distinguent non seulement par leur rang de personne civile, mais encore par les pouvoirs — parfois trop étendus — de leur président, par la possession de réserves territoriales créées par l'Etat ou par des donations particulières, par l'absence de législation sur la collation des grades, par leurs établissements de sports athlétiques, par leurs sociétés « secrètes » et par leurs halls d'étudiants.

Elles se composent d'un ensemble de Collèges, mais parfois le mot Collège est synonyme d'Université elle-même.

Elles enseignent et délivrent des diplômes de même qu'en Belgique. En France, l'Université, on le sait, est un corps unique, public, enseignant et délivrant des diplômes. En Angleterre, le mot a trois acceptions différentes et l'Etat ne s'occupe guère de l'enseignement supérieur. En Allemagne l'Université dépend de l'Etat avec lequel elle est en rapport par l'intermédiaire d'un curateur; l'organisation en Autriche est identique, mais le curateur n'existe pas.

Nous avons suffisamment insisté sur les fortunes considérables des institutions américaines, ayant leur origine soit dans les libéralités des Etats, soit dans les donations privées. Disons à ce propos que nous sommes heureux de voir qu'à Bruxelles les donateurs deviennent plus nombreux.

Elles sont ou non confessionnelles, mais toutes ont un caractère chrétien, sont imprégnées d'une sorte de protestantisme vague, d'un christianisme d'une très large tolérance, dominant les sectes si nombreuses dans ce pays.

Les administrateurs de l'Université appartiennent, si celle-ci a un caractère confessionnel, à la secte de l'établissement ; en général les pouvoirs publics sont naturellement représentés par certains d'entre eux. Nous savons aussi que les administrateurs d'Ann Arbor sont nommés par le suffrage populaire. Chez nous, au contraire, avec raison, on tend à donner aux professeurs la majorité dans le Conseil et à y diminuer l'influence des corps politiques.

Les professeurs sont en général nombreux, parfois même trop nombreux, ce qui n'a point d'utilité au point de vue spécial de l'enseignement.

Leur traitement varie. selon la richesse de l'institution : A Columbia, il est de 20 à 35,ooo francs, à
Johns Hopkins et à Harvard, de 21,ooo. Celui du
Président s'élève souvent à 22,ooo. En revanche,
les médecins des hôpitaux ne sont généralement
pas rétribués.

Le taux de la vie des étudiants est très variable.
Il est de cinq à six dollars par semaine à Baltimore, à Berkeley, à Boston. L'instruction est
gratuite ou peu s'en faut dans un grand nombre
de villes; nous avons dit qu'il n'en est pas de
même dans l'Est.

Un fait caractéristique, c'est que l'Université
forme parfois une véritable cité, qui comprend
des facultés de médecine vétérinaire, de musique,
de théologie, de commerce, une section ouvrière
supérieure, etc. : Cornell comprend 1o2 bâtiments.
Nous ne voyons pas pourquoi ce système de
centralisation scientifique ne trouverait pas non
plus son application chez nous dans la mesure
du possible, car il présente souvent d'incon-
testables avantages.

Nous avons constaté que les Ecoles de hautes
études se fondent partout en Amérique. Dans
quelque temps, elles donneront sans nul doute,

les plus beaux fruits. Elles pourront, dans ce
milieu de liberté, prendre un grand développement
sans être contrariées dans leur extension comme
le sont leurs sœurs d'Angleterre. Ainsi, dans une
de nos visites à Londres, M. le professeur Horsley
nous déclarait qu'il était heureux de voir le ministère de l'instruction publique devenir plus tolérant
relativement à la vivisection. Mais demain peut-
être, sous la pression de la sensiblerie que l'on
connaît, M. Horsley aura-t-il à regretter cette
satisfaction? Aux Etats-Unis, tous les chercheurs
pourront bientôt donner libre cours à leurs idées
servies par cette imagination féconde qu'on trouve
assez souvent chez le citoyen de l'Union.

* *

En ce qui concerne l'organisation des hôpitaux,
nous avons à faire remarquer les nombreux acces,
soires pratiques et surtout la constitution d'un
personnel d'infirmières et d'infirmiers de profession, qui reçoivent leur diplôme après deux ans
d'études.

De nombreux médecins sont directeurs des
hôpitaux. Pourquoi en est il autrement en Bel
gique? Combien de nos confrères seraient heureux

d'occuper ces places, et rempliraient ces fonctions à la satisfaction générale?

En ce qui concerne leurs Conseils d'administration, nous n'en dirons rien, puisque l'Université de Bruxelles se préoccupe de la création d'un hôpital universitaire.

En Belgique, on sait qu'il n'existe qu'un diplôme professionnel, celui de docteur en médecine, en chirurgie et en accouchements, délivré par les universités. En Angleterre, on reconnaît un diplôme professionnel et un diplôme universitaire, délivrés tous deux par des Collèges spéciaux d'examinateurs. Aux Etats-Unis, comme chez nous, il n'y a que le diplôme de docteur en médecine, délivré soit par l'Université, soit par des jurys spéciaux.

Les Etats-Unis doivent-ils s'enorgueillir du grand nombre de leurs écoles médicales ? Nous savons que parfois les élèves y sont moins nombreux que les professeurs. Cette multiplicité a des avantages et des inconvénients : elle provoque une vive émulation au point de vue de la science et de l'art thérapeuthique. Mais combien de ces établissements ont sombré et combien rendent peu de services, végétant sans aucune utilité, pour ne pas dire davantage !

Si nous considérons qu'il y a, en chiffres ronds, 200 écoles de médecine aux Etats-Unis, 100,000 médecins et plus de 2,000 femmes médecins, nous voyons qu'il y a dans ce pays, proportionnellement, cinq fois plus d'écoles médicales et trois fois et demie plus de médecins que dans le nôtre, et que le nombre de femmes médecins y est aussi considérable que celui des médecins de la Belgique entière, sans compter Bruxelles.

Dans l'Amérique du Nord, on compte onze Ecoles de mécine pour femmes. A Philadelphie, tous les services sont dirigés par des femmes; ajoutons en passant, que le nombre d'années d'études vient d'y être porté à quatre ans. Nous savons qu'il existe des écoles de ce genre à Londres et à Edimbourg.

A côté des écoles régulières, qui sont reconnues par l'Association médicale américaine, il existe des écoles à programme incomplet, physio-médicales, botaniques, etc. Nous en avons parlé à plusieurs reprises, et notamment à propos de Boston. Mais elles auront rapidement disparu.

Nous avons aussi signalé les écoles homéopathique : il y en a 17 avec 1,200 élèves environ.

Nous avons insisté à différentes reprises sur le caractère très sérieux des instituts dentaires américains, qui constituent des facultés universitaires, et, avons notamment transcrit le programme de celles d'Ann Arbor et de Boston. Pourquoi les Universités belges n'organiseraient-elles pas des écoles dentaires au même titre qu'elles s'annexent une école de pharmacie, mais en y portant la durée des études à quatre ans ? Comme conséquence, il serait à souhaiter qu'un médecin dirigeât le service dentaire des hôpitaux.

Il est à désirer de voir les écoles médicales américaines porter à cinq, puis à six et à sept, le nombre des années d'études, ou bien à cinq en les faisant précéder d'un examen portant sur deux années d'études et correspondant à notre candidature en sciences.

Nous avons fréquemment lu qu'on reprochait à l'enseignement médical belge de ne pas exiger d'examen d'entrée à l'Université. Pendant quelque temps, il en fut ainsi. Mais les études n'en duraient pas moins sept ans, terme qui n'est dépassé nulle part : il est en moyenne de cinq ans en Europe.

Or, on reconnaît qu'il est nécessaire de faire des études en sciences naturelles, et de consacrer au moins cinq ans aux études médicales proprement dites, sans distraire une partie de ce temps pour le consacrer à la chimie par exemple, comme on le fait en Amérique. Nous sommes persuadé que cette voie sera suivie là-bas. C'est à Johns Hopkins ou à quelque autre établissement de cette importance, de prendre une telle initiative, qui ne ferait qu'augmenter encore sa réputation.

Une institution nouvelle en Belgique, qui fonctionne fort bien depuis deux ans sur l'iniative de professeurs de Bruxelles, c'est l'Université itinérante. A Chicago, elle constitue une faculté de l'Université. Il y a peut-être des mesures à prendre chez nous pour imiter cet exemple, ou tout au moins pour rendre cette organisation plus régulière, moins flottante.

Nous savons que certaines écoles anglaises ont adopté le système résidentiel. En parlant de l'éducation médicale en Angleterre, M. Firkett écrivait : « Qui ne voit que le système anglais tient singulièrement mieux que le nôtre compte des nécessités de la vie individuelle : l'étudiant n'est pas

à l'école qu'il fréquente un simple numéro, un
être impersonnel qu'on nourrit d'abord de racines
grecques, puis de physique et d'anatomie : c'est
quelqu'un, c'est un homme qui a faim et soif à ses
heures, qui doit se loger au mieux de ses études
et de sa bourse, et se distraire à l'occasion par des
jeux et par des lectures plus attrayantes que celle
de ses livres de classe. Dans le choix de son logis,
de ses jeux et de ses lectures, le collège s'efforce de
le guider, sans le contraindre : le jeune homme y
fait l'apprentissage de sa liberté, et l'influence
des anciens qu'il retrouve souvent mêlés à sa vie,
modère, sans l'étouffer, la poussée de ses vingt
ans. Ce n'est pas seulement l'étudiant, c'est
l'homme qui en profite. S'inspirer de cet exemple,
en tenant compte des différences de race et de
milieu, voilà, nous paraît-il, le meilleur enseignement à retirer de l'étude de l'organisation anglaise,
et je terminerai en rappelant un conseil que
donnait récemment (M. E. Lavisse) un de mes amis
les plus écoutés de le jeunesse universitaire :
« Epargnons-leur les promiscuités de l'hôtel garni,
les longues flâneries du café ou de la brasserie,
l'isolement dans le tapage. Bâtissons pour eux des
logis sains et libres, aidons-les à créer un cercle

de réunion, de causerie, de lecture : faisons des maisons d'étudiants et la Maison des étudiants. »

On sait que l'assemblée générale des étudiants de l'Université de Bruxelles a voté récemment la création d'une maison des étudiants.

En outre, la Commission qu'elle avait nommée pour étudier la question, et dont nous avons eu l'honneur de faire partie, a proposé la forme de la société coopérative. Nous avons eu l'occasion de signaler l'existence d'une société coopérative d'étudiants à Boston : le nombre des membres y est de 1484 ; elle a réalisé pendant l'année académique 1892-93 un bénéfice de près de 40,000 francs.

Espérons que l'Association générale des étudiants adoptera le projet. Il est inutile d'insister sur une des sections de l'établissement, celle des jeux athlétiques à laquelle on donnera, tel est le vœu général, le plus grand développement possible.

Dans un article spécial, nous avions émis le vœu de voir fonder, comme en Amérique, des « maisons universitaires », sorte de sociétés d'anciens étudiants, ayant leur maison avec bibliothèque, etc.

Nous ne voulons pas terminer ce livre sans faire une constatation à laquelle d'ailleurs nous

avons songé plusieurs fois au cours de notre
tournée à travers les universités étrangères. En
tenant compte de l'organisation actuelle de l'Université de Bruxelles, des cours pratiques variés
(d'anatomie pathologique réorganisés par M. Stié-
non, de médecine opératoire créés par M. Warnots
de médecine légale par M. Dallemagne, d'électricité médicale par M. Gérard, etc.), de l'ouverture
prochaine des instituts — celui d'anatomie con-
tiendra la remarquable collection de M. le prof.
Deroubaix, — de la création prochaine d'un
cours d'anatomie et de physiologie générales et
d'un cours de médecine légale pour les étudiants
en droit — sans citer d'autres exemples, — nous
avons le droit de dire que si les Américains du
Nord nous inspirent une grande admiration pour
les progrès prodigieux qu'ils ont accomplis en
très peu de temps, l'Université de Bruxelles a, elle
aussi, le droit d'être fière de son œuvre, et ne
néglige rien pour la développer selon les inces-
sants progrès de la science.

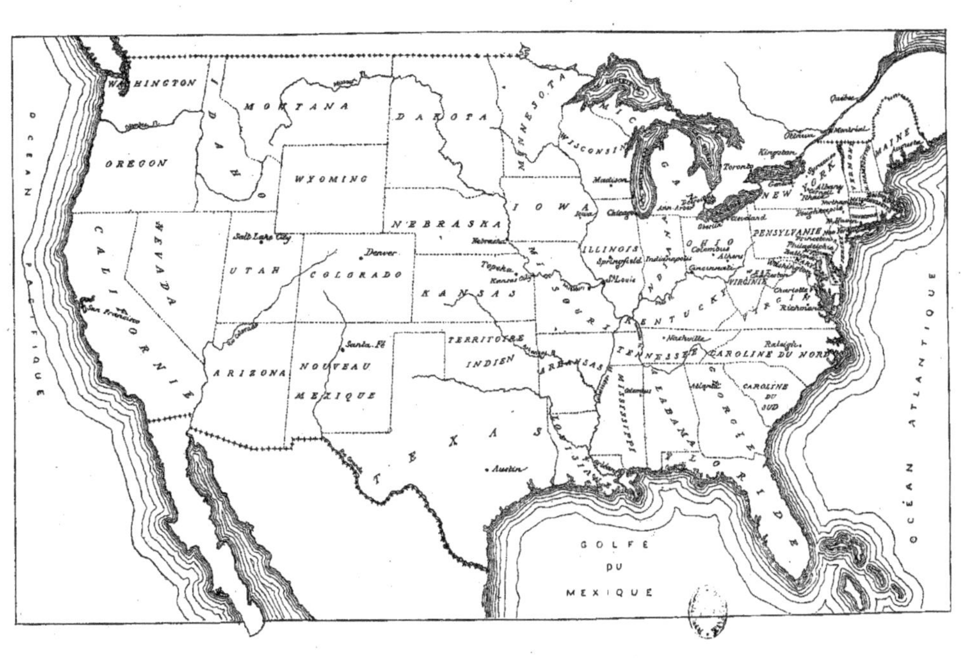

OCÉAN PACIFIQUE
OCÉAN ATLANTIQUE
WASHINGTON
OREGON
IDAHO
MONTANA
DAKOTA
MINNEJOTA
WISCONSIN
MICHIGAN
MAINE
WYOMING
NEVADA
CALIFORNIE
UTAH
COLORADO
NEBRASKA
IOWA
ILLINOIS
OHIO
PENSYLVANIE
NEW YORK
INDIANA
KANSAS
MISSOURI
KENTUCKY
VIRGINIE
ARIZONA
NOUVEAU MEXIQUE
TERRITOIRE INDIEN
ARKANSAS
TENNESSEE
CAROLINE DU NORD
CAROLINE DU SUD
GEORGIE
TEXAS
LOUISIANE
MISSISSIPPI
ALABAMA
FLORIDE
Salt Lake City
Denver
Topeka
Kansas City
Santa Fé
Austin
Nashville
Raleigh
Madison
Chicago
Springfield
Indianapolis
Columbus
Cincinnati
St Louis
Richmond
Charlotte
San Francisco
Toronto
Kingston
Ottawa
Montréal
Québec
Albany
Philadelphie
Washington
GOLFE DU MEXIQUE

TABLE DES MATIÈRES

TABLE DES FIGURES ET DES PLANS